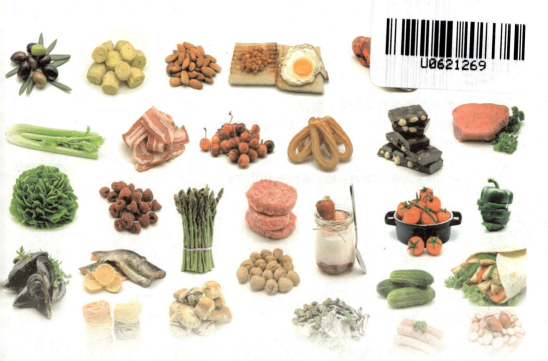

救命的饮食

于彩霞◎主编

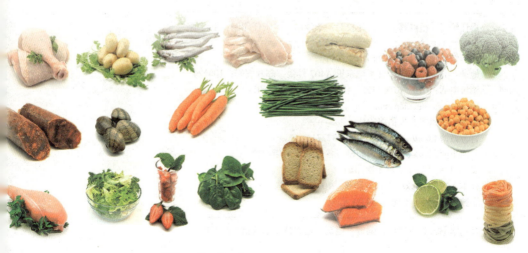

中国纺织出版社有限公司

图书在版编目（CIP）数据

救命的饮食 / 于彩霞主编. -- 北京：中国纺织出
版社有限公司, 2025. 8. -- ISBN 978-7-5229-2991-0

Ⅰ. R155.1

中国国家版本馆CIP数据核字第20256HQ130号

责任编辑：范红梅　　责任校对：李泽巾　　责任印制：王艳丽

中国纺织出版社有限公司出版发行
地址：北京市朝阳区百子湾东里 A407 号楼　邮政编码：100124
销售电话：010—67004422　传真：010—87155801
http://www.c-textilep.com
中国纺织出版社天猫旗舰店
官方微博 http://weibo.com/2119887771
三河市南阳印刷有限公司印刷　各地新华书店经销
2025 年 8 月第 1 版第 1 次印刷
开本：710×1000　1/16　印张：10
字数：96千字　定价：59.00 元

凡购本书，如有缺页、倒页、脱页，由本社图书营销中心调换

前　言

　　人体健康受多种因素影响，包括遗传基因、生活环境、精神状态等，而饮食习惯则是其中可调控的关键环节。在中医食疗理论和营养学的理念中，通过合理的饮食选择和搭配，可达到预防疾病、增强体质、辅助治疗疾病的效果。这一观念强调食物不仅是满足口腹之欲的基本需求，更是维持生命活动、保持身体健康的关键要素。合理的饮食结构能够提供人体所需的各种营养素，维护机体正常代谢，提升免疫力，减少患病风险；反之，不良的饮食习惯则可能引发肥胖、心血管疾病、糖尿病等多种慢性病，严重影响生活质量。

　　养成合理健康的饮食习惯对于维护良好的健康状态极为重要。这不仅意味着要吃得好，而且要吃得对。对于心脏病患者来说，低盐低脂的饮食可以帮助控制血压和血脂水平；糖尿病患者通过精细调控碳水化合物摄入量，有助于血糖稳定；癌症患者的饮食方案则需兼顾营养平衡和抗炎、抗氧化功能，助力恢复期和化疗期间的营养支持。

　　每个人的身体状况不同，所需的饮食搭配也会有所差异，为此，本书依据专业医生和营养师的指导，帮助大众读者制订全面的膳食计划，建立以下健康的饮食模式。

　　摄入多样性和平衡的饮食，包括大量的蔬菜、水果、全谷物、优质来源的蛋白质，如鱼、肉、豆类、低脂乳制品以及健康脂肪（如橄榄油）。这样的饮食组合能为读者提供广泛的必需营养素。

适度分量，注意食物的分量，避免过量进食。使用较小的盘子和碗可以帮助控制进食量，避免因视觉误导而吃得过多。还需定期进餐，尽量每天按时吃饭，避免长时间不吃，然后暴饮暴食。早餐尤为重要，不要因为忙碌或其他原因而省略。

注意少盐少糖，高钠摄入与高血压有关，而过多的糖会导致体重增加和其他健康问题，如 2 型糖尿病。每天保持充分的水分摄入，一天至少喝八杯水是非常好的选择，但具体需求要因人而异。谨慎对待加工食品，它们往往含有多量的盐、糖，不健康的脂肪和添加剂。自制饭菜是更好的选择，这样你可以完全控制成分。

在享受每一口食物时，要细嚼慢咽，这样不仅可以帮助你更好地品尝食物，还有助于消化和避免过快进食导致的不适感。

注意整体饮食模式，比起单一食物，整体饮食模式更重要。偶尔的"放纵"不会破坏整体健康饮食的努力，关键是总体上遵循上述指导方针。记住，改变饮食习惯是一个渐进的过程，不需要一夜之间就做出巨大改变。逐步调整，找到适合自己的节奏，并将其融入日常生活中，最终会享受到健康饮食带来的益处。

建立良好的饮食习惯，均衡摄取各类营养素，适量运动，保持乐观心态，共同构建一个有利于身心健康的生活方式，让饮食真正成为守护生命的"良药"。记住，健康的饮食就像是一位无声的医生，默默地为我们抵御疾病的侵袭，滋养我们的生命力。通过合理调整饮食，我们可以有效地提升自身的健康水平，享受更加充实和快乐的生活。

于彩霞

2025 年 7 月

目 录

第一部分 科学饮食，远离14类疾病

第二部分　每日饮食计划

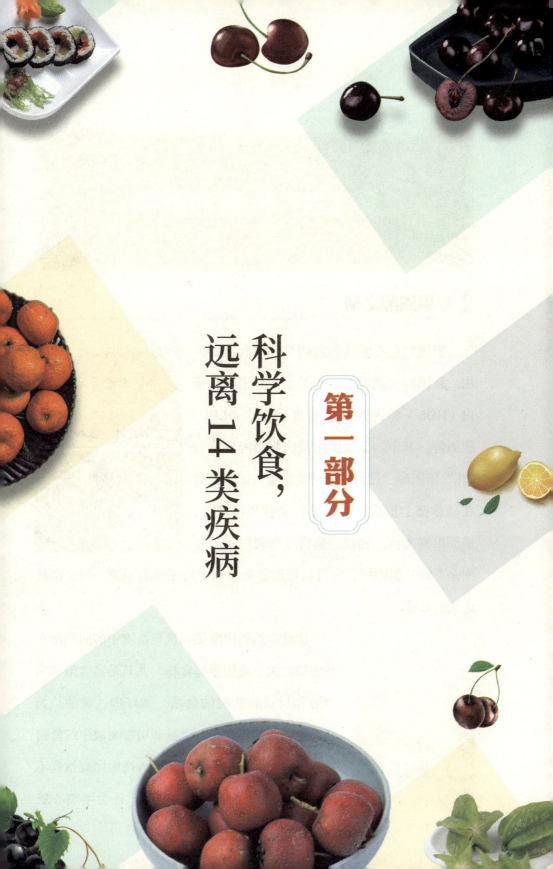

第一部分

科学饮食，
远离14类疾病

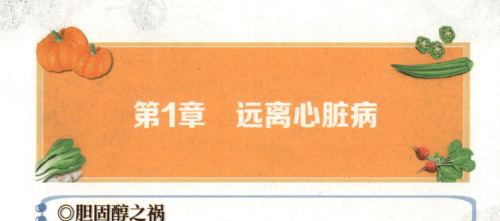

第1章　远离心脏病

◎胆固醇之祸

胆固醇在心脏病的发病机制中起重要作用。胆固醇主要分为两种类型：高密度脂蛋白（HDL）胆固醇和低密度脂蛋白（LDL）胆固醇。其中，低密度脂蛋白胆固醇被称为"坏"胆固醇，过量的低密度脂蛋白胆固醇会在动脉壁上形成斑块，导致动脉粥样硬化，进而阻塞血流。相反，高密度脂蛋白胆固醇

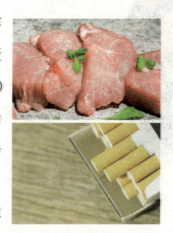

则是"好"胆固醇，它可以帮助清除动脉中的多余胆固醇，减少动脉斑块的形成。

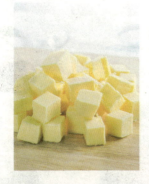

饮食中的胆固醇摄入量与血液中的胆固醇水平密切相关。高胆固醇食物，尤其是富含饱和脂肪酸和反式脂肪酸的食品，如红肉、黄油、奶酪、蛋黄和油炸食品，会显著增加血液中的低密度脂蛋白胆固醇水平。长期摄入高胆固醇饮食不仅会加速动脉粥样硬化的进程，还会增加心脏

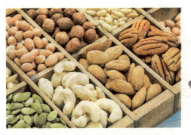
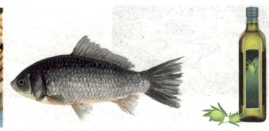

病、中风和其他心血管疾病的罹患风险。

为了有效控制胆固醇水平，建议减少动物性脂肪的摄入，增加富含不饱和脂肪酸的食品，如坚果、鱼类、橄榄油等。这些食物中的不饱和脂肪酸能够帮助降低低密度脂蛋白胆固醇水平，并增加高密度脂蛋白胆固醇水平，从而起到保护心血管系统的作用。

此外，摄入富含膳食纤维的食物，如燕麦、豆类和水果，也有助于降低胆固醇的吸收，进一步减少动脉粥样硬化的风险。

◎心脏病发病的原因

心脏病是全球范围内导致死亡的主要原因之一，其发病机制复杂，涉及多种因素，包括遗传、环境、生活方式以及饮食习惯等。最常见的心脏病类型是冠状动脉疾病（CAD），其主要原因是动脉粥样硬化，即动脉内壁上形成胆固醇斑块，导致血流受阻或完全阻塞，从而引发心脏供血不足。这种斑块的形成通常与高脂肪饮食、吸烟、糖尿病以及高血压密切相关。

高脂饮食，特别是富含饱和脂肪酸和反式脂肪酸的食品，是动脉粥样硬化的主要元凶。一方面，反复的动脉损伤和修复过程导致斑块

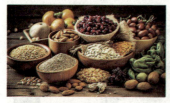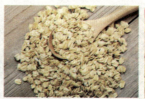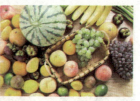

逐渐增大，增加心肌梗死发生的风险。另一方面，高血糖、高血压和吸烟会损害动脉内皮，进一步加速斑块的形成。

肥胖是心脏病的重要危险因素之一，保持适量进食，避免暴饮暴食，同时定期进行体育锻炼，可以维持健康体重，进一步降低心脏病的发病风险。

此外，遗传因素在心脏病发病中也起到了不可忽视的作用。如果家族中有心脏病病史，个体罹患心脏病的风险会大幅增加。尽管遗传因素无法改变，但通过调节生活方式，可以大幅降低心脏病的发病风险，如保持健康体重、合理饮食、增加体育锻炼和戒烟。总的来说，心脏病是多因素共同作用的结果，但通过改善日常饮食和生活习惯，可以有效降低其发病率。

◎预防心脏病的饮食

饮食在预防心脏病中扮演着至关重要的角色。大量研究表明，富含蔬菜、水果、全谷物、豆类和鱼类的饮食结构有助于降低心脏病的发生风险。尤其是富含 ω-3 脂肪酸的深海鱼类，如三文鱼、鲭鱼和沙丁鱼，能够通过减少体内的炎症反应，降低血压和胆固醇水平，从而有效预防心脏病。

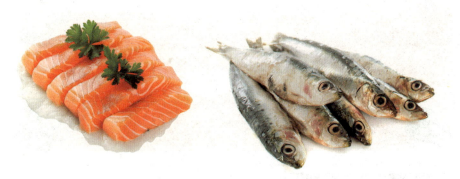

　　地中海饮食和DASH（Dietary Approaches to Stop Hypertension）饮食是两种被广泛推荐的预防心脏病的饮食模式。地中海饮食强调摄入富含单不饱和脂肪酸的食物，如橄榄油、坚果，以及大量的蔬菜和鱼类，这种饮食结构不仅能够降低胆固醇水平，还具有抗氧化和抗炎作用。DASH饮食则注重减少钠的摄入，增加钾、镁和钙的摄入，通过控制血压来降低心脏病的发生率。

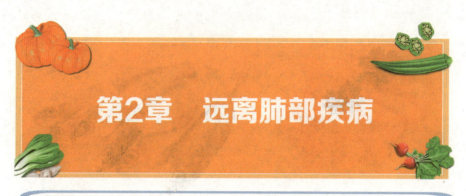

第2章　远离肺部疾病

◎谨防"二手烟"

"二手烟"是指不吸烟者通过吸入他人吸烟时释放的烟雾而受到的健康损害。研究表明，二手烟中的有害物质和致癌物质的浓度甚至比吸烟者直接吸入的烟雾还要高。长期暴露于二手烟环境中，不仅会增加患肺癌的风险，还会导致慢性阻塞性肺疾病（COPD）、哮喘和其他呼吸系统疾病。尤其是在儿童和老年人中，二手烟的影响更加严重，可能导致肺功能长期受损，增加患肺部疾病的风险。

除了肺癌风险外，二手烟还会引发哮喘和过敏症状的恶化。暴露于二手烟中的儿童特别容易受到支气管炎、肺炎等呼吸道感染的影响。公共场所禁烟是减少二手烟暴露的有效策略。研究表明，在禁烟场所，室内空气质量得到显著改善，暴露人群的呼吸系统疾病发病率随之下降。因此，严格的禁烟措施不仅能保护非吸烟者的健康，还能显著

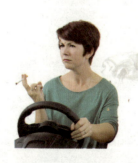
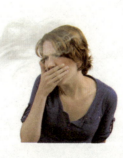

改善公共卫生。

二手烟中的化学成分超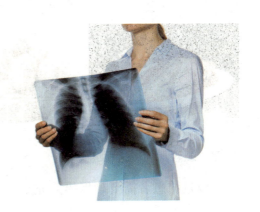过 7000 种，其中至少有 69 种被证实具有致癌作用。二手烟暴露不仅对肺部造成直接损害，还会通过增加体内的氧化应激和炎症反应，破坏肺部组织，进而引发多种慢性疾病。世界卫生组织（WHO）警告，全球每年约有几百万人受二手烟危害，其中许多是妇女和儿童。

为了防止二手烟对健康的影响，建议采取多种措施加以预防。首先，尽量避免在封闭空间中吸烟，尤其是在家中或车内。其次，鼓励公共场所实施严格的禁烟政策，确保不吸烟者免受二手烟的危害。最后，对于有孩子的家庭，尤其需要保持无烟环境，以保护儿童的呼吸系统健康。通过减少二手烟的暴露，可以有效降低肺部疾病的发病率，保护家人的健康。

◎慢性阻塞性肺疾病患者的饮食调养

慢性阻塞性肺疾病（COPD，以下简称慢阻肺）是一种以气流受限为特征的肺部疾病，主要表现为慢性咳嗽、气短和呼吸困难。对于慢阻肺患者来说，除了药物治疗，饮食调养也是改善病情、提高生活质量的重要手段。健康的饮食可以帮助患者保持适当的体重，增强免疫

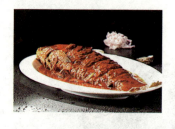 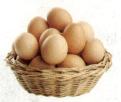 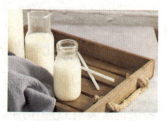

功能，减轻肺部炎症反应。

慢阻肺患者需要确保摄入充足的蛋白质。蛋白质是维持肌肉力量和呼吸肌功能的关键营养素，尤其是对于那些由呼吸困难导致体重减轻的患者，适量的蛋白质摄入显得尤为重要。优质蛋白质的来源包括鱼类、禽类、豆类和低脂奶制品等，这些食物可以帮助患者增强体力，改善呼吸功能。

富含抗氧化剂的食物，如水果和蔬菜，对于慢阻肺患者的健康至关重要。抗氧化剂能够中和体内的自由基，减少肺部的氧化损伤，减轻炎症反应。例如，柑橘类水果、菠菜和坚果等含抗氧化剂丰富的食物，有助于改善肺功能。此外，ω-3脂肪酸也被认为对慢阻肺患者有益，它具有抗炎作用，能够帮助减轻肺部的炎症反应，改善呼吸症状。

慢阻肺患者还应注意保持适当的水分摄入，帮助稀释痰液，减轻呼吸困难。同时，避免高盐、高糖和加工食品摄入，以减少体内的炎

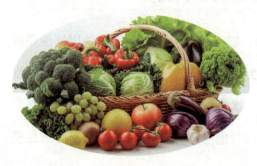

症反应，维持良好的体重控制。通过合理的饮食调养，慢阻肺患者可以更好地控制病情，提高生活质量。

◎哮喘患者多吃果蔬

哮喘是一种慢性炎症性疾病，主要影响呼吸道，导致反复发作的喘息、胸闷、咳嗽等症状。哮喘患者的饮食结构对病情控制有着重要影响，尤其是富含抗氧化剂和抗炎成分的水果和蔬菜，能够有效减少呼吸道的炎症反应，改善哮喘症状。研究表明，膳食中的抗氧化剂可以帮助中和体内的自由基，减少呼吸道的氧化应激，从而减轻哮喘症状。

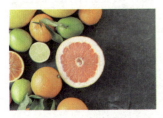

富含维生素C的食物，如柑橘类水果、猕猴桃、沙棘等，是哮喘患者日常饮食的推荐食物。维生素C作为一种强效的抗氧化剂，能够提高免疫系统的功能，减少哮喘发作的频率和严重程度。

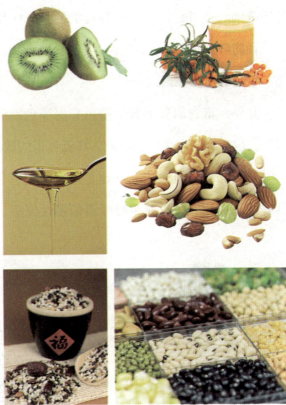

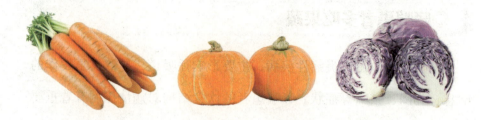

维生素 E 是一种脂溶性维生素，其水解产物为生育酚，具有抗氧化、抗炎和保护组织细胞免受氧化损伤的作用。多项研究表明，孕妇在怀孕期间适量补充维生素 E，有助于降低后代患哮喘的概率。例如，英国的研究发现，孕妇维生素 E 水平低，其后代在出生后的两年里更易患哮喘。此外，维生素 E 还可能通过影响胎儿的肺部发育和免疫系统，预防哮喘的发生。富含维生素 E 的食物，如植物油、坚果类、谷类、豆类等可以多摄入一些。

此外，富含胡萝卜素的橙色和深绿色蔬菜，如胡萝卜、南瓜、甘蓝等，也有助于增强肺部健康，降低气道的敏感性。

除了抗氧化剂外，ω–3 也是适合哮喘患者饮食的重要组成。ω–3 具有抗炎作用，可以减少呼吸道的慢性炎症，从而缓解哮喘症状。三

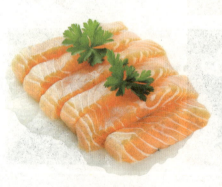

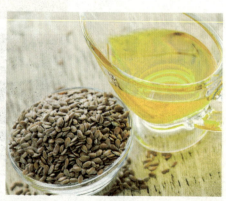

文鱼、鲭鱼和亚麻籽等富含 ω–3 的食物，被认为对哮喘患者的健康有益处。

　　总的来说，哮喘患者应注重多摄入新鲜水果和蔬菜，减少高脂肪和高糖食品的摄入，以维持良好的肺功能和呼吸道健康。通过合理的饮食调控，可以有效减少哮喘发作，提高生活质量。

◎防治肺部疾病的关键食材

　　以下食物在保护肺部健康、预防肺部疾病等方面具有特殊的作用。

　　（1）**红色蔬菜和水果**：如番茄、胡萝卜、红辣椒等，这些食物富含维生素 C、维生素 A 和抗氧化物质，有助于提高免疫力，保护肺部免受自由基的伤害。

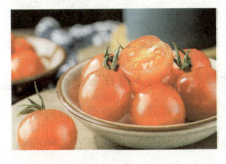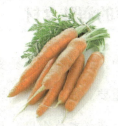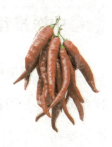

　　（2）**鱼类**：富含 ω–3 脂肪酸的鱼类，如三文鱼、鳕鱼等，有助于降低肺部炎症，减少哮喘和慢阻肺等疾病的发生风险。

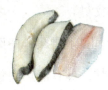

　　（3）**蔬菜**：如菠菜、花椰菜等绿叶蔬菜，富含叶酸、维生素 C 和

维生素E，有助于净化肺部，
增强肺部功能。

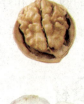
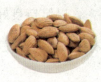
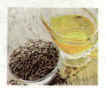

（4）坚果和种子：如核
桃、杏仁、亚麻籽等，
富含健康脂肪酸、蛋
白质和维生素E，有
助于降低肺部炎症，
改善呼吸功能。

（5）蒜、洋葱和
姜：这些调味品富含抗氧化物质和抗炎成分，有助于清除肺部有害物
质、减少炎症反应，保护肺部健康。

◎中医推荐的润肺食材

在中医理论中，肺属娇脏，易受燥邪侵袭，尤其在秋冬季节，润
肺养肺显得尤为重要。通过饮食调理，可以有效保护肺部，预防呼吸
系统疾病。中医经典《本草纲目》及《黄帝内经》中推荐了多种润肺
的食材。

（1）雪梨：中医常用的润肺果品，性寒
味甘，具有清热润肺、生津止渴的作用。雪
梨特别适用于秋冬干燥季节，能够帮助缓解
因燥邪导致的咳嗽和咽喉干痛。

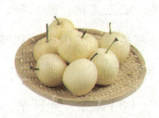

（2）银耳：被誉为"平民燕窝"，具有滋阴润肺、增强免疫力的功效。其质地柔软，易于消化，适合肺阴虚、干咳少痰者食用。

（3）百合：具有润肺止咳、清心安神的功效。其味甘，微苦，性微寒，常用于治疗肺燥干咳、痰中带血等症状。百合可与冰糖或莲子同煮，增强润肺效果。

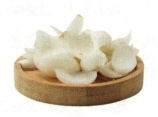

（4）枇杷：润肺佳品，能清肺、止咳、化痰。中医认为，枇杷叶和果实均可入药，对治疗肺热咳嗽有显著疗效。

通过食用上述润肺食材，可以有效滋养肺部，帮助缓解秋冬干燥引发的肺部不适。

◎常见的食品污染与肺部健康

食品本身不应含有有毒及有害的物质。但是，食品在种植或饲养、生长、收割或宰杀、加工、贮存、运输、销售到食用前的各个环节中，可能会因环境或人为因素，受到有毒、有害物质的侵袭而造成污染，导致食品的营养价值、卫生质量大幅降低。这个过程就是食品污染。

食品污染不仅会影响人体的消化系统，还可能对肺部健康造成严重威胁。某些食品中的有害物质，如重金属（如铅、汞）、农药残留（如有机磷、刺激性气体）会通过呼吸道或循环系统对肺部产生毒性作用。长期摄入这些受污染的食品，可能导致肺部炎症、纤维化，甚至增加肺癌的发生风险。

重金属污染常见于工业排放附近，如污染的水源、蔬菜和海鲜。重金属会在体内积累，损伤肺部组织，增加患病的风险。

农药残留也是影响肺部健康的重要因素。尤其是含有有机磷、氯代烃类的农药，长期摄入会对呼吸系统产生毒性作用，诱发慢性支气管炎或哮喘。

建议尽量选择有机食品、绿色食品或无公害食品，避免摄入被污染的食品。此外，优先选择当季食材，减少远距离运输食品（可能会使用保鲜剂和防腐剂），以保证肺部健康。

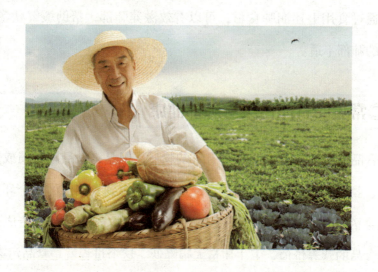

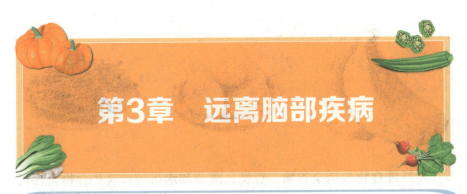

第3章　远离脑部疾病

◎中风患者多摄入高纤维食物

中风又称脑卒中，是由大脑的血流供应中断或减少，导致脑细胞因缺乏氧气和营养而受损或死亡的一种疾病。脑部血管的健康状况直接影响中风的发生风险。研究表明，高纤维食物与降低中风风险之间存在显著的正相关。膳食纤维有助于降低血液中的胆固醇水平，改善血压，从而减少动脉硬化和血管堵塞的风险，这些都是引发中风的主要原因。

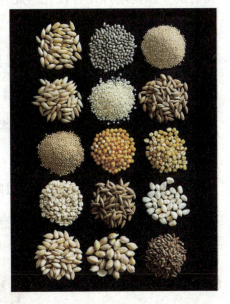

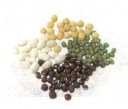

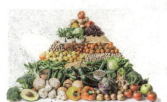

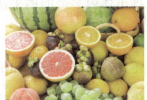

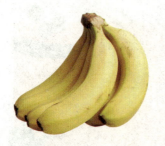
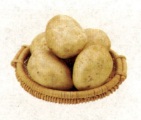
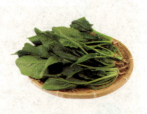

　　高纤维食物包括全谷物、豆类、蔬菜和水果等，这些食物富含可溶性纤维和不溶性纤维，能够帮助改善肠道健康并调节血糖水平，进而有助于预防动脉粥样硬化。此外，膳食纤维还能够促进排泄，减少体内胆固醇的再吸收。研究发现，每日摄入足量膳食纤维（25~30克）的人群，其中风危险明显低于纤维摄入量较低的人。

　　钾是对于维持细胞功能至关重要的一种矿物质，对心血管系统的健康有着重要作用。研究表明，饮食中钾的摄入量与中风风险呈负相关，钾的摄入能够帮助调节血压，减少动脉硬化，降低中风的风险。一些研究表明，摄入充足的钾可以降低21%的中风风险。

　　钾的主要作用是通过维持细胞内外的电解质平衡，帮助调节血管的舒张和收缩，进而降低血压。高血压是中风的主要危险因素之一，钾通过排出体内多余的钠来帮助控制血压水平。此外，钾还具有一定的抗炎和抗氧化作用，能够减缓血管内

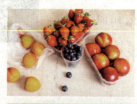
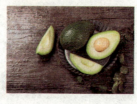
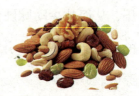
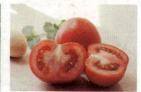

壁的损伤，防止血管阻塞和破裂。

富含钾的食物包括香蕉、土豆、菠菜、鳄梨和番茄等。每日推荐的钾摄入量为3500～4700毫克，具体需求因个体而异。增加富含钾的食物摄入，特别是新鲜的水果和蔬菜，有助于维持血压稳定，降低中风及其他心血管疾病的发生风险。

◎柑橘类水果要多吃

柑橘类水果（如橙子、柚子、柠檬、橘子等）富含维生素C、类黄酮和膳食纤维，这些成分对于脑部健康和预防中风具有重要作用。类黄酮是一种强效的抗氧化剂，能够帮助减少体内的氧化应激，保护脑细胞免受自由基的损伤。研究表明，定期食用柑橘类水果能够显著降低中风风险。

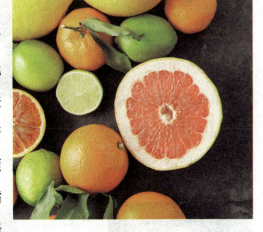

维生素C是另一种在柑橘类水果中含量丰富的抗氧化剂，能够增强免疫系统，促进血管健康。维生素C还能够帮助修复和维持血管的弹性，预防动脉粥样硬化。此外，柑橘类水果中的膳食纤维有助于降低胆固醇水平，进一步减少动脉粥样硬化和中风的发生。

每天适量摄入柑橘类水果可以帮助降低体内炎症反应，改善心血管健康，建议每日餐后食用或作为日常零食。摄入富含维生素C的水果，如橙子、柠檬或葡萄柚等，不仅能够补充身体所需的维生素，还能够通过其抗氧化和抗炎作用，预防中风及其他与脑血管相关的疾病。

◎抗氧化食物防止自由基损伤大脑

大脑是人体最活跃的器官之一，大脑正常工作会消耗大量氧气，这也使得它更容易受到自由基的损伤。自由基是新陈代谢过程中产生的副产品，它们会攻击细胞，导致氧化应激，进而引发神经细胞损伤。长期的氧化应激会导致脑细胞退化，增加中风、阿尔茨海默病和其他神经退行性疾病的发生风险。

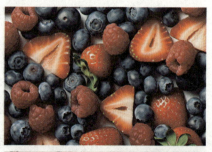

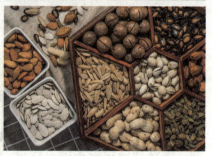

抗氧化食物能够通过中和体内的自由基，减缓或阻止脑部细胞的损伤，保护大脑健康。富含抗氧化剂的食物包括浆果类水果（如蓝莓、草莓）、坚果、绿茶、黑巧克力和深

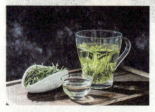

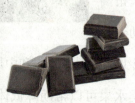

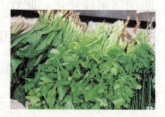

色绿叶蔬菜。这些食物中的维生素 E、类黄酮和多酚类化合物被认为是强效的抗氧化剂，能够有效减少氧化应激对大脑的影响。

通过增加日常饮食中抗氧化食物的摄入，可以有效保护大脑免受自由基的侵害，预防与脑部老化相关的疾病。特别是蓝莓等富含花青素的食物，其抗氧化和抗炎作用对大脑的保护效果尤为显著。建议每天适量摄入这些富含抗氧化成分的食物，帮助维持大脑功能，降低中风和神经退行性疾病的发病风险。

◎睡眠时间要充足

充足的睡眠对于维持脑部健康和预防脑部疾病至关重要。睡眠不足会导致大脑无法有效修复和清除日常活动产生的废物和毒素，进而增加中风、阿尔茨海默病和帕金森病等疾病的发病风险。研究表明，成年人每天应保证 7 ~ 9 小时的高质量睡眠，以帮助大脑进行自我修复和恢复。

睡眠不足会导致体内炎症反应的增加，特别是对心血管系统和脑血管系统的影响更为显著。长期缺乏睡眠会使得大脑中的血管更加脆弱，增加血管破裂或堵塞的风险，从而提高中风的发生概率。此外，睡眠对于调节血压也起着关键作用。研究表明，睡眠不足会导致血压升高，而高血压是中风的主要诱因之一。

为了维持健康的睡眠，建议保持规律的作息时间，避免过度使用电子设备，尤其是在睡前。此外，适当的运动、健康的饮食以及放松身心的习惯也有助于提高睡眠质量。通过改善睡眠习惯，可以有效减少中风的发病风险，维持脑部健康。

◎阿尔茨海默病与胆固醇

阿尔茨海默病是一种以认知功能退化、记忆力减退为主要特征的神经退行性疾病，影响了全球范围内数千万老年人。近年来，研究发现胆固醇与阿尔茨海默病之间存在一定关联，高水平的低密度脂蛋白（LDL）胆固醇，也被称为"坏"胆固醇，可能加速阿尔茨海默病的发生和发展。胆固醇是细胞膜的重要组成部分，特别是在大脑中，它参与神经元膜的稳定性和信号传递。但过多的胆固醇，尤其是低密度脂蛋白胆固醇，可能引发一系列不良反应。

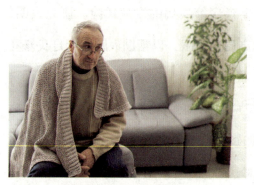

过多的低密度脂蛋白胆固醇可能引起大脑的动脉硬化，导致大脑血流减少，影响大脑功能。大脑的氧气和营养供应一旦不足，神经元的活性就会下降，进一步加剧认知功能的退化。此外，高胆固醇水平还与β-淀粉样蛋白的形成有关，这是一种阿尔茨海默病患者大脑中常见的病理标志物。研究表明，胆固醇过高可能促进β-淀粉样蛋白的堆积，形成斑块，进而损伤神经元，阻断神经信号的传递。

相反，高密度脂蛋白（HDL）胆固醇，也被称为"好"胆固醇，被认为对大脑具有保护作用。高密度脂蛋白胆固醇可以帮助清除血液中的胆固醇，减少动脉硬化的发病风险，也可能通过类似机制帮助减少大脑中的 β - 淀粉样蛋白沉积。因此，调节胆固醇水平，尤其是减少低密度脂蛋白胆固醇的摄入和增加高密度脂蛋白胆固醇的摄入，对于预防阿尔茨海默病具有积极意义。通过健康饮食，减少饱和脂肪酸和反式脂肪酸的摄入，增加富含不饱和脂肪酸的食物，如鱼类、坚果和橄榄油，可以有效改善胆固醇水平，保护大脑健康，降低阿尔茨海默病的发病风险。

◎藏红花能帮助治疗阿尔茨海默病

藏红花作为一种传统中药，在现代医学中逐渐被发现具有多种健康益处，尤其是对神经系统的保护作用。近年来的研究表明，藏红花及其活性成分（如藏红花素和藏红花酸）在治疗阿尔茨海默病方面显示出很大的潜力。阿尔茨海默病的主要病理特征之一是大脑中的 β - 淀粉样蛋白斑块形成，这些斑块会阻碍神经信号的传递，损伤神经元，导致记忆力衰退和认知功能下降。

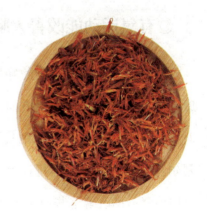

藏红花中的藏红花素是一种强效的抗氧化剂，能够帮助中和体内的自

由基，减少氧化应激对神经元的损伤。它还能抑制 β‑淀粉样蛋白的聚集，帮助减少大脑中斑块的形成，进而保护神经元免受损伤。此外，藏红花还具有抗炎作用，这对于阿尔茨海默病的防治也具有积极作用。慢性炎症是导致神经退行性疾病的一个重要因素，而藏红花中的活性成分能够减轻大脑中的炎症反应，改善神经元的健康状态。

临床研究显示，阿尔茨海默病早期患者在使用藏红花提取物治疗一段时间后，认知功能和记忆力都有所改善，症状减轻的效果与常用的抗阿尔茨海默病药物相当。此外，藏红花的不良反应较少，患者耐受性良好，因此在中轻度阿尔茨海默病患者中具有较好的应用前景。

藏红花的食用方式多样，可以通过泡茶、加入食物中或者服用藏红花提取物的形式摄入。尽管藏红花在治疗阿尔茨海默病方面展现出良好的潜力，但仍需要进一步的临床试验来验证其长期疗效和安全性。结合健康饮食和生活方式，藏红花可以作为一种辅助治疗手段，帮助减缓阿尔茨海默病的进展。

◎有氧运动能改善大脑记忆

有氧运动对身体健康的好处已得到广泛认可，尤其是在心血管健康、体重控制和肌肉健康方面。然而，近年来的研究发现，有氧运动对大脑，尤其是对记忆力的提升和认知功能的改善，具有显著效果。阿尔茨海默病等神经退行性疾病往往伴随记忆力减退，而有氧运动被证明能够帮助改善这些与年龄相关的认知功能下降。

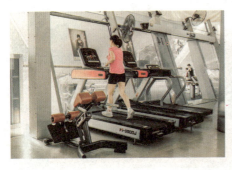
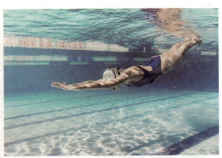

有氧运动能够促进大脑中的血液循环，增加氧气和营养的供应，进而改善大脑功能。特别是脑部的海马体，这一负责记忆形成和储存的区域，在有氧运动的作用下能够产生更多的神经元，从而提高记忆力。此外，运动还可以刺激大脑中神经生长因子的分泌，有助于神经元的生长和修复，防止大脑萎缩。

此外，有氧运动可以通过减缓与阿尔茨海默病相关的神经炎症，来保护大脑的健康。研究表明，定期的有氧运动能够减少大脑中的氧化应激，减少 β-淀粉样蛋白的堆积，改善认知功能。有氧运动的抗炎作用同样能够帮助缓解神经系统的慢性炎症，从而降低神经元的损伤。

每周进行150分钟的中等强度有氧运动（如快走、游泳或骑自行车），被认为是改善大脑健康、提高记忆力的有效方式。长期坚持有氧运动，不仅能够增强体能，还能通过提高脑血流量和促进神经元再生，显著改善记忆功能，降低阿尔茨海默病的发病风险。因此，结合健康的饮食和生活方式，有氧运动对于预防神经退行性疾病、保护大脑健康具有重要意义。

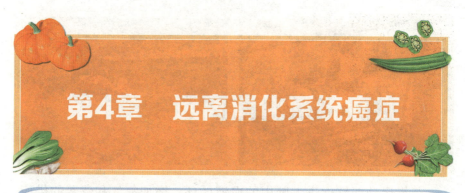

第4章　远离消化系统癌症

◎结直肠癌的预防

结直肠癌是全球范围内常见的消化系统恶性肿瘤，主要发生在结肠和直肠的内壁。结直肠癌的发生与饮食、生活方式和遗传因素密切相关。近年来，研究发现，健康的饮食和生活方式能够显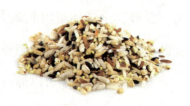著降低结直肠癌的发病风险，甚至在一定程度上影响其早期病变。

全谷物、豆类、蔬菜和水果等高纤维饮食被认为是预防结直肠癌的重要因素之一。膳食纤维可以增加肠道蠕动，促进肠道有益菌群的繁殖，增强肠道健康，减少粪便在肠道中的停留时间，从而减少致癌物质与肠壁的接触时间，减少癌症的发生。

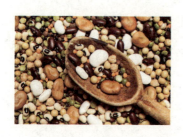 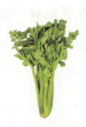 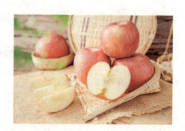

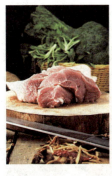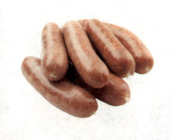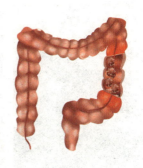

减少红肉（如猪、牛、羊等畜类的肉）和加工肉类（火腿肠、灌肠、午餐肉罐头等）的摄入也有助于预防结直肠癌。研究表明，红肉，尤其是经过高温烹调的红肉，会产生多种致癌物质，如杂环胺和多环芳烃。加工肉类中含有的亚硝酸盐和硝酸盐等，都与结直肠癌的发生密切相关。因此，建议多摄入富含抗氧化剂和纤维的植物性食物，限制红肉和加工肉类的摄入，以降低结直肠癌的发病风险。

通过健康饮食、定期体检和适量运动，尤其是每周至少进行150分钟的中等强度运动，可以有效降低结直肠癌的发生率。早期筛查也十分关键，建议年龄超过50岁的人群定期进行结肠镜检查，以便早期发现病变，及时进行干预。

◎巧用浆果、蔬菜改善直肠息肉

直肠息肉是结直肠癌的前驱病变，如果不及时治疗，部分息肉可能会发展为恶性肿瘤。幸运的是，某些食物尤其是富含抗氧化剂的浆果和蔬菜，被认为能够影响直肠息肉的生长，降低其恶化为癌症的风险。

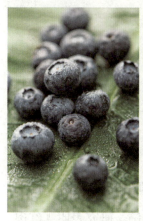
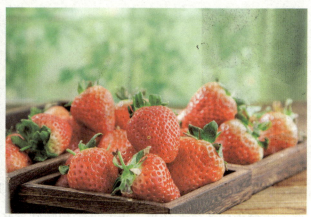

　　浆果类水果，如蓝莓、覆盆子、草莓等，富含抗氧化剂，尤其是花青素和类黄酮，这些抗氧化剂能够帮助中和体内的自由基，减少细胞的氧化损伤，从而抑制息肉的形成和生长。研究表明，定期摄入浆果类水果可以显著减少息肉的数量，并降低结直肠癌的发生风险。

　　绿叶蔬菜和十字花科蔬菜，如菠菜、甘蓝、西蓝花等，富含维生素C、维生素E和膳食纤维，也具有显著的抗癌作用。十字花科蔬菜中的硫代葡萄糖苷类物质在肠道中分解为异硫氰酸酯，这种化合物被认为能够通过促进癌细胞凋亡和抑制其增殖，减少息肉的形成和癌变风险。

　　为了预防直肠息肉和结直肠癌，建议每天摄入足量的水果和蔬菜，特别是富含抗氧化剂的浆果类水果和绿叶蔬菜。这些食物不仅有助于

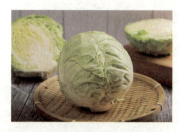
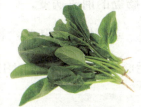
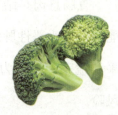

减少息肉的发生，还能够改善整体肠道健康，降低癌症的发病率。

◎铁过量会增加癌症罹患风险

尽管铁是维持人体正常功能的必需矿物质，但过量的铁摄入可能与癌症的发生有密切关系，尤其是在消化系统癌症方面。铁是细胞生长和分裂的重要成分，但过量的铁会在体内产生过多的氧化应激，导致细胞的 DNA 损伤，增加癌变的可能性。

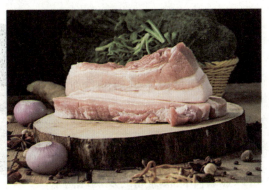

铁在体内以两种形式存在：血红素铁（主要存在于动物性食品中，如红肉）和非血红素铁（主要存在于植物性食品中）。研究表明，摄入的血红素铁含量与结直肠癌的发生风险呈正相关。高铁含量的红肉在消化过程中会产生大量的自由基，导致肠道细胞的氧化损伤，增加癌变的可能性。特别是通

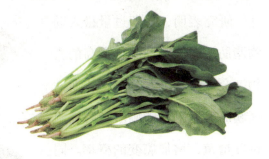

过高温烹调的红肉，可能进一步促进致癌物质的生成，增加患癌风险。

为了降低癌症风险，建议适量摄入富含铁的食物，特别是减少红肉的摄入，增加植物性食品的比例，如豆类、坚果和绿叶蔬菜。这些

食物中的非血红素铁不易导致体内铁的过量积累，但仍能满足身体的铁需求。此外，通过增加富含抗氧化剂食物的摄入，如水果、蔬菜和全谷物，也有助于中和体内的氧化应激，保护细胞免受自由基的伤害。

◎如何预防胰腺癌

胰腺癌是一种极具侵袭性的消化系统肿瘤，其死亡率极高，早期症状不明显，常在晚期才被发现。尽管遗传因素在胰腺癌的发生起到一定作用，但不健康的饮食习惯和生活方式也是主要诱因之一。通过合理的饮食和生活方式调整，可以显著降低胰腺癌的发病风险。

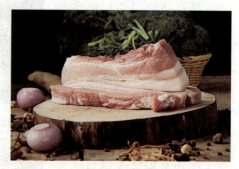

研究表明，长期过量摄入动物脂肪、内脏和油脂含量高的食物，会促进胰岛素分泌，长期的高胰岛素水平可能刺激胰腺细胞过度增殖，增加癌变的概率。同时，高脂肪饮食还可能导致胰岛细胞受损，这也是胰腺癌发病的一个重要因素。

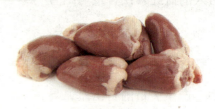

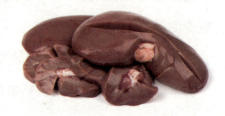

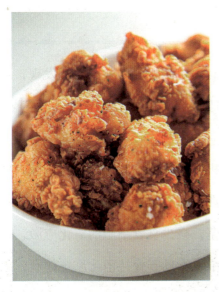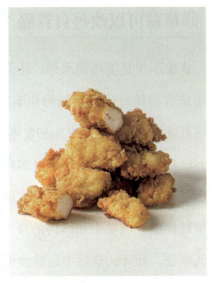

此外，高脂肪饮食还容易导致体内的脂肪堆积过多，从而诱发肥胖。肥胖是胰腺癌的一个危险因素，因为肥胖人群往往伴随有代谢异常，如胰岛素抵抗等，这些异常状态可能增加胰腺癌的发病风险。

高脂肪食物如果烹饪方法不当，如油炸、煎烤等，还可能产生致癌物质或诱发突变物质的产生，如亚硝胺类物质。

长期过量摄入高脂肪食物可能导致营养不均衡，缺乏维生素 A、维生素 C、维生素 E、硒等营养素，这些营养素对预防胰腺癌有重要作用。

相反，增加富含纤维的食物，如蔬菜、水果和全谷物，可以帮助降低癌症的发病风险。纤维不仅可以促进消化，还能够减少胰腺的负担，降低胰腺炎和胰腺癌的发生概率。

◎草莓可以改善食管癌

草莓不仅是美味的水果，还具有一定的抗癌功效。研究发现，草莓中富含的抗氧化剂和植物化学物质，如鞣花酸、花青素和类黄酮，能够有效抑制食管癌的发生和发展。

草莓中的鞣花酸能够通过多种机制阻止癌细胞的生长和扩散，抑制癌细胞的增殖，促进其凋亡，被证明具有较好的抗癌作用。草莓中的抗氧化成分能够中和体内的自由基，减少食管细胞的氧化应激，防止其癌变。此外，草莓中的膳食纤维也有助于保持消化系统健康，减少炎症和癌变风险。

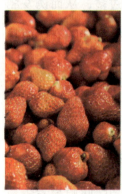 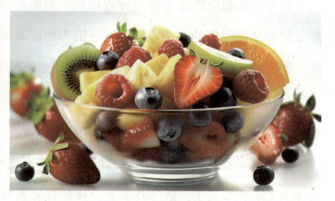

建议每天摄入适量草莓，或者将其加入沙拉、酸奶或果汁中。不仅能够提供丰富的维生素和抗氧化剂，还能帮助预防食管癌及其他与消化系统相关癌症。

◎维生素 C 与胃癌

胃癌是另一种消化系统常见的恶性肿瘤，饮食习惯对其发病有重要影响。高盐饮食、腌制食品和过度食用红肉都与胃癌的发生相关。尤其是在亚洲一些国家，过

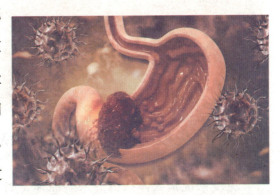

量摄入腌制食品被认为是胃癌的高危因素之一。腌制食品中的亚硝酸盐会在体内转化为致癌物质，增加胃癌的发病风险。

为了预防胃癌，建议减少高盐、腌制食品的摄入，选择新鲜蔬菜、水果和全谷物，摄入富含维生素 C 的食物如柑橘类水果、绿叶蔬菜。

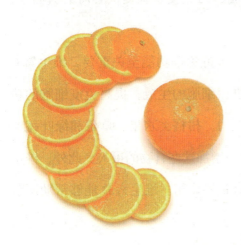

维生素 C 是一种强大的抗氧化剂，它在胃部具有抵抗亚硝胺合成的作用，同时也能抗过氧自由基。这种营养素能够增强人体的免疫力，促使白细胞更具活力，进而直接攻击癌细胞，抑制其生长和扩散，并减轻癌症引发的疼痛。

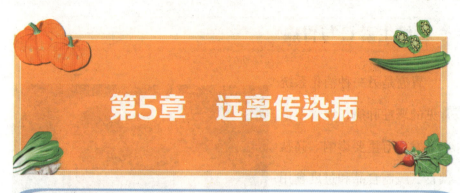

第5章 远离传染病

◎增强免疫功能可以预防传染病

　　免疫系统是人体抵御外来病原体（如细菌、病毒、真菌等）的重要防线。强大的免疫系统能够有效防止病原体的入侵和繁殖，从而预防各种传染病的发生。免疫功能的强弱与多种因素密切相关，包括遗传、年龄、压力、睡眠质量和饮食习惯等。其中，饮食对免疫功能的影响尤为显著，合理的饮食结构能够为免疫系统提供必需的营养素，增强其抵御病原体的能力。

　　第一，充足的维生素摄入对于维持免疫功能至关重要。维生素 C 是一种强效的抗氧化剂，能够促进白细胞的生成，提高免疫细胞的功能，增强机体对病毒和细菌的抵抗力。柑橘类水果、草莓和绿叶蔬菜中富含维生素 C，建议在日常饮食中增加这些食物的摄入。此外，维生素 D 也被广泛认为对免疫系统具有重要作用。维生素 D 能够帮助调节

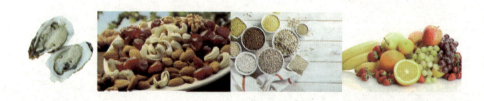

免疫反应，防止免疫系统过度活跃。通过适量的阳光照射或摄入富含维生素 D 的食物（如鱼类、蛋黄和强化奶制品），可以有效增强免疫功能，从而降低感染和自身免疫性疾病的发病风险。

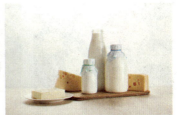

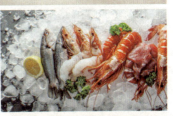

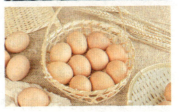

第二，矿物质如锌和硒也是维持免疫健康的重要营养素。锌能够促进免疫细胞的分化和功能，同时具有抗炎作用，可以帮助减少感染的发生。富含锌的食物包括牡蛎、坚果、豆类和全谷物等。硒则是一种重要的抗氧化剂，能够增强免疫细胞的活性，预防病毒和细菌的侵袭。

通过摄入丰富的维生素、矿物质以及保持均衡的饮食，可以有效增强免疫系统的功能，从而预防各种传染病的发生。同时，保持良好的生活习惯，如规律作息、适度运动和减少压力，也是维持强大免疫系统的重要因素。

◎哪些食物能增强免疫系统功能

食物是营养的主要来源，也是增强免疫功能的关键之一。通过合理的饮食，补充免疫系统所需的各种营养素，能够显著提升人体抵抗疾病的能力。某些特定食物因其富含抗氧化剂、维生素和矿物质，能

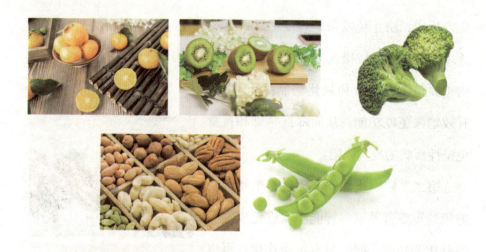

够有效增强免疫功能，预防传染病的发生。

首先，富含维生素 C 的水果和蔬菜，如柑橘类水果、猕猴桃、草莓和西蓝花，能够增加白细胞的生成，提升免疫系统的反应能力。此外，富含维生素 E 的食物，如坚果、种子和菠菜，也有助于提升免疫功能。维生素 E 作为一种脂溶性抗氧化剂，能够帮助免疫细胞抵抗自由基的损伤，维持免疫系统的正常运作。

其次，含有 ω−3 脂肪酸的食物具有抗炎作用，如三文鱼、鲭鱼和亚麻籽，有助于降低体内的慢性炎症发生概率，增强免疫系统对感染的抵御能力。研究表明，ω−3 脂肪酸不仅能够调节免疫反应，还能够促进免疫细胞的活性，帮助身体更快速地应对外来病原体。

再次，富含益生菌的食物如酸奶，能够帮助维持肠道菌群的平衡。肠道是人体免疫系统的重要组成部分，益生菌可以通过增强肠道屏障功能，防止病原体入侵，并调节免疫反应，降低感染的发病风险。

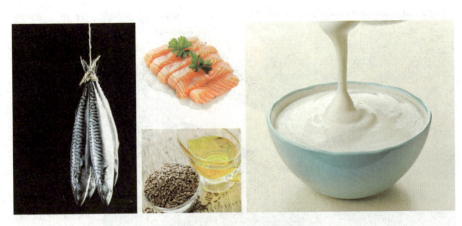

最后，富含抗氧化剂的食物如山竹、番茄、花椰菜等，也有助于提升免疫功能。抗氧化剂能够中和体内的自由基，减少细胞的氧化应激，从而维持免疫系统的健康。通过摄入多样化、富含营养的食物，可以有效增强免疫功能，预防各种传染病的发生。

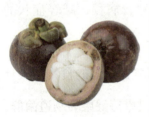 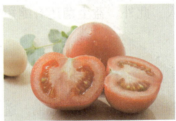 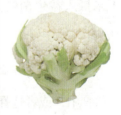

◎益生菌能预防普通感冒

普通感冒是一种常见的呼吸道感染，尤其在免疫系统功能较弱的人群中更容易发生。研究表明，益生菌能够通过调节免疫反应，降低呼吸道感染的发生率。

肠道是人体最大的免疫器官，超过 70% 的免疫细胞存在于肠道中。

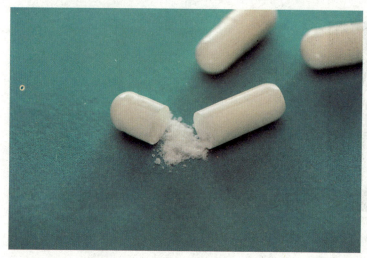

因此，维持健康的肠道菌群有助于增强全身的免疫功能。益生菌能够通过多种途径改善肠道屏障功能，增强免疫反应，防止病毒和病原体通过肠道进入体内，包括增加抗体的产生、激活巨噬细胞和T细胞等。

研究发现，定期摄入益生菌的人群，其普通感冒的发生率显著低于未摄入益生菌的人。此外，益生菌还有缩短感冒病程、减轻症状的功效。

为了充分利用益生菌的健康益处，建议将富含益生菌的食物纳入日常饮食中，或者选择益生菌补充剂作为辅助。通过维持健康的肠道菌群，可以显著增强免疫系统的功能，减少普通感冒等常见传染病的发生。

◎生鸡蛋很可能含有沙门菌

沙门菌感染是引发食源性疾病的重要原因之一，常因食用受污染的食品，尤其是生鸡蛋导致人体感染。沙门菌是一种能够引发肠胃炎、腹泻、呕吐等症状的病原体，感染后可能导致严重的胃肠道不适，尤其在儿童、老人和免疫功能低下者中，沙门菌感染的后果可能更为严重。

生鸡蛋中最容易含有沙门菌，尤其是蛋壳表面和蛋清部分。沙门菌可以通过鸡蛋的生

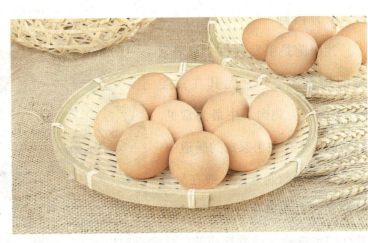

产和处理环节进入蛋内，尤其是在不卫生的环境下，感染的风险更高。食用未煮熟的鸡蛋，如溏心蛋、生鸡蛋沙拉酱等，可能增加感染沙门菌的概率。

为了预防沙门菌感染，建议避免食用未煮熟或生的鸡蛋，确保鸡蛋在烹饪过程中熟透。此外，保持食品处理的卫生也是关键，如在处理生鸡蛋后彻底清洗双手和使用的器具，避免交叉污染。

◎各种肉类可能涉及的病菌

肉类食品是我们日常饮食中的重要组成部分，但不当的处理和烹调方式可能导致食源性病菌的感染。不同种类的肉类由于其加工、存储以及烹调方法不同，可能涉及的病菌也有所不同。常见的病菌包括

沙门菌、大肠埃希菌、李斯特菌和弯曲菌等，它们在某些情况下会引发严重的食物中毒和胃肠道疾病。

1. 沙门菌

沙门菌是引发食物中毒最常见的病原体之一，尤其在禽类（如鸡肉和火鸡肉）中最为常见。沙门菌通常存在于家禽的肠道中，如果肉类未彻底煮熟，或在处理时交叉污染到其他食品，可能导

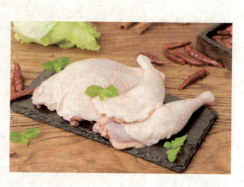

致沙门菌感染。感染沙门菌，通常会引发恶心、呕吐、腹泻和发热等症状。为了预防沙门菌感染，建议禽类肉在烹饪时达到75℃以上的内部温度，并且注意生肉和其他食物的分开处理。

2. 大肠埃希菌

大肠埃希菌，特别是O157菌株，常见于牛肉制品中，尤其是生食或未煮熟的牛肉。感染大肠埃希菌后，可能引发严重的胃肠不适，如腹痛、出血性腹泻，甚至休克。生牛肉（如牛肉汉堡、牛排等）加热

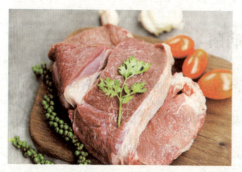

不充分，是大肠埃希菌的主要传播途径。为避免大肠埃希菌感染，建议牛肉在烹饪时的中心温度应达到70℃以上，确保细菌被完全杀死。

3. 李斯特菌

李斯特菌通常与冷藏的肉类制品（如熟食肉、香肠和肉酱等）相关，特别是在存储温度不当的情况下。这种细菌能够在低温环境下繁殖，因此即便食物在冰箱中存放，也可能存在李斯特菌。李斯特菌感染对于免疫力低下的个体、孕妇和老年人

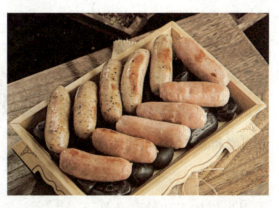

风险较高，可能引发严重的并发症，如败血症和脑膜炎。预防李斯特菌感染的关键是保持冷藏食品在适当温度下，并在使用前彻底加热处理。

4. 弯曲菌

弯曲菌主要存在于家禽和未经过适当处理的水源中，也是引发食源性疾病的常见原因之一。弯曲菌感染的症状通常包括腹泻、腹痛和发热。家禽肉

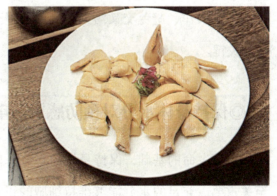

类是弯曲菌感染的主要来源，尤其是生鸡肉或未完全煮熟的鸡肉。为了预防弯曲菌感染，建议家禽肉在处理和烹饪过程中应充分加热，且

避免生肉和其他食物的交叉污染。

5. 其他病菌

除了上述常见的病菌外，某些肉类还可能受到如布鲁菌、霍乱弧菌等其他病原体的污染。猪肉可能含有布鲁菌，而贝类和海产品则可能涉及霍乱弧菌感染。这些病菌通常在不卫生的加工和储存条件下

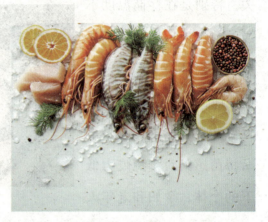

繁殖，因此保持肉类在安全的温度和环境中存放，确保烹饪温度达标，是预防感染的关键。

为了降低食源性病菌的感染风险，建议消费者遵循食品安全的四大基本原则：清洗、分开、煮熟和冷藏。尤其在处理生肉类食品时，保持卫生操作、避免交叉污染、确保适当烹饪温度，是避免食源性疾病的关键。

◎保持身体水分对预防感染的重要性

水是生命的基础，保持身体的水分平衡对免疫功能和整体健康都至关重要。充足的水分能够维持细胞的正常代谢，帮助免疫细胞在身体内有效运作。同时，水分的补充有助于排出体内的毒素和废物，减少细菌和病毒在体内的繁殖。

脱水不仅会削弱免疫系统，还可能影响皮肤、呼吸道和黏膜的屏障功能，使身体更容易受到感染。每天饮用足够的水，尤其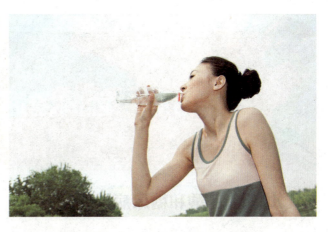是在运动后或气候干燥时，是保持免疫系统强健的有效方式。此外，喝水有助于改善血液循环，使免疫细胞能够更快到达感染部位，从而加速病原体的清除。

根据《中国居民膳食指南（2022）》的建议，不同人群的适宜饮水量如下。

成年女性：每天适宜的水摄入量为1500毫升。

成年男性：每天适宜的水摄入量为1700毫升。

哺乳期妈妈：产后6个月内的哺乳期妈妈应每天额外增加饮水1000毫升。

儿童：饮水量约为1200毫升。

高温环境或剧烈运动：饮水量根据需要适当增加。

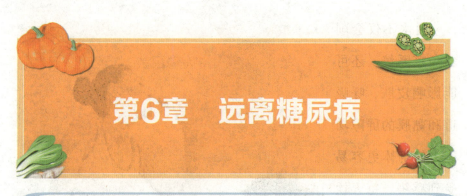

第6章　远离糖尿病

◎饱和脂肪酸和糖尿病

糖尿病，尤其是 2 型糖尿病，与现代饮食结构密切相关。饱和脂肪酸的过量摄入已经被广泛证实为导致胰岛素抵抗的重要原因。饱和脂肪酸主要存在于红肉、奶制品、油炸食品等食物中。这类脂肪酸不仅会增加体内脂肪组织的积累，还会干扰胰岛素的正常功能，导致血糖水平升高，增加糖尿病的风险。

科学研究表明，饮食中的饱和脂肪酸会导致胰岛素信号通路受阻，使得胰腺分泌的胰岛素无法有效地将血糖转运至细胞内供能，造成胰岛素抵抗。适当减少饱和脂肪酸的摄入，增加健康脂肪的摄入，是预防糖尿病的重要策略，如坚果、种子和鱼类中的不饱和脂肪酸。

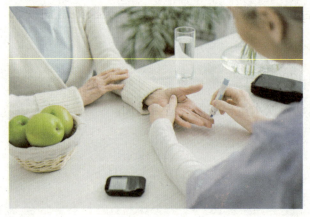

此外，含有饱和脂肪酸的食物通常伴随高热量，长期大量摄入容易引发肥胖，而肥胖是 2 型糖尿病的重要危险因素。

◎植物性膳食有助于减轻体重

近年来，植物性膳食越来越受到营养学家的推荐，尤其是在预防和控制糖尿病方面表现出显著优势。植物性膳食以大量的蔬菜、水果、全谷物和豆类为主，这类食物富含膳食纤维、维生素、矿物质和抗氧化成分。研究表明，膳食纤维的摄入不仅有助于改善消化功能，还能降低血糖水平，减少胰岛素抵抗的发生。

膳食纤维能够减缓食物在胃肠道中的消化速度，从而避免血糖急剧上升，有助于保持稳定的血糖水平。此外，植物性膳食往往热量密度较低，能够有效控制体重。控制体重是糖尿病管理的重要方面，因为体重的增加会加重胰岛素抵抗，导致糖尿病恶化。

例如，绿叶蔬菜和豆类等植物性食物不仅富含膳食纤维，还含有

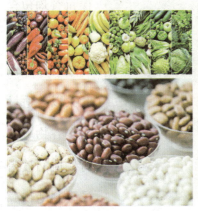
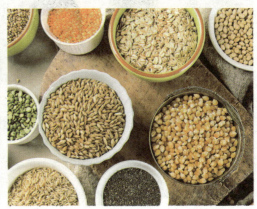

丰富的抗氧化物质，有助于减少体内的炎症反应，这对预防糖尿病及其并发症有重要作用。因此，建议糖尿病患者和有糖尿病风险的人群增加植物性食物的摄入，减少动物性食物和高热量食物的摄入，以更好地控制血糖和体重。

◎能改善 2 型糖尿病的饮食模式

对于 2 型糖尿病患者来说，通过饮食调整来改善病情已经得到了越来越多的支持。此类饮食模式不仅能帮助控制血糖，还能减轻胰岛负担，改善胰岛素抵抗。

迈克尔·格雷格医生在《救命！逆转和预防致命疾病的科学饮食》一书中记录了以下典型的逆转糖尿病的饮食方案。

13 位患有糖尿病的个体参与了一项研究，要求他们每日至少摄入一份大分量的沙拉、一碗融合了蔬菜与豆类的汤品、一捧坚果及种子

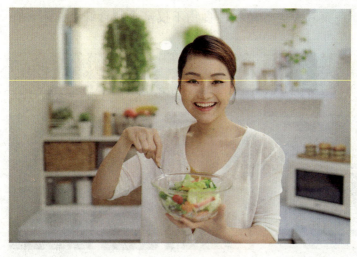

类食物，并确保每餐均包含水果、一磅烹煮过的深绿色叶菜以及适量的全谷物。同时，他们被指导限制动物源

性食物的摄入，避免深度加工的谷物食品、垃圾食品以及高脂肪食物。

研究团队通过测量参与者体内的糖化血红蛋白（HbA1c）水平来评估其长期血糖控制情况。研究启动时，这些参与者的平均糖化血红蛋白值为8.2。

糖化血红蛋白水平低于5.7被视为正常，介于5.7至6.4则被视为糖尿病前期，而达到或超过6.5则确诊为糖尿病。美国糖尿病协会建议，多数糖尿病患者应将糖化血红蛋白水平控制在7.0以下。

以往的药物治疗试验中，尽管尝试将糖化血红蛋白降低至6.0以下，但遗憾的是，这一做法反而导致了一些糖尿病患者不幸丧生❶。

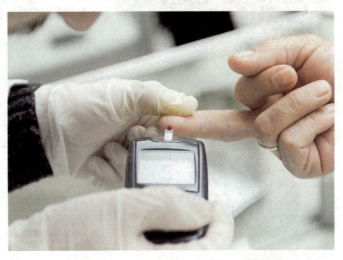

在经历了大约7个月的以全植物性饮食为主导的生活方式调整后，这些参与者的糖化血红蛋白水平显著下降至非糖尿病区间的5.8，值得注意的是，这一改善是在他们停止使用大部分药物后实现的。

---

❶ 这是因为对于糖尿病患者而言，最直接的生命威胁并非高血糖，而是由低血糖引发的昏迷，以及细胞长期糖分供应不足所导致的重要器官功能衰竭、坏疽等严重后果。

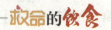

◎选择低升糖指数（GI）的食物

控制碳水化合物的摄入，选择低升糖指数（GI）的食物是管理血糖的重要策略。研究表明，低 GI 食物不仅可以帮助稳定餐后血糖，还能减少胰岛素的波动，进一步保护胰岛细胞的功能。

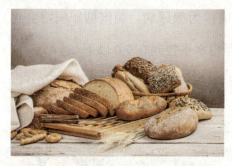

低升糖指数（GI）的食物主要包括以下五类。

（1）**全麦面包**：全麦面包是由全麦面粉制成，富含膳食纤维，能够缓慢释放糖分，有助于维持血糖稳定。

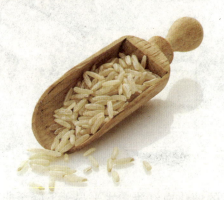

（2）**糙米**：糙米含有丰富的膳食纤维和多种维生素，能够延缓糖分的吸收，降低餐后血糖反应。

（3）**豆类**：豆类如绿豆、红豆等，富含蛋白质和膳食纤维，有助于控制血糖。

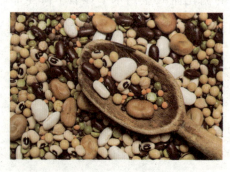

（4）**蔬菜**：如菠菜、西蓝花、胡萝卜等，这些蔬菜富含膳食纤维和维生素，升糖指数较低。

（5）**水果**：如苹果、橙子等，这些水果含有果酸和膳食纤维，能

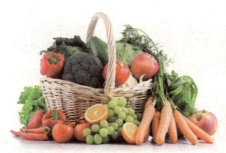 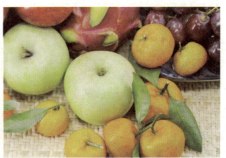

够延缓糖分的吸收。

◎低 GI 食物对健康的好处

（1）**控制血糖**：低 GI 食物进入肠道后停留时间长、释放缓慢，使葡萄糖进入血液后峰值较低，引起餐后血糖反应较小，所需胰岛素也相应减少，从而有助于控制血糖水平。

（2）**增强饱腹感**：低 GI 食物富含膳食纤维，在胃肠道膨胀并缓慢消化吸收，可以较长时间地维持饱腹感，使能量持续而缓慢地释放。

（3）**帮助减肥**：低 GI 食物能够减少脂肪堆积，控制体重。

《中国居民膳食指南（2022）》强调了低 GI 饮食的重要性，建议在日常饮食中增加低 GI 食物的比例，以控制血糖和体重，促进健康。

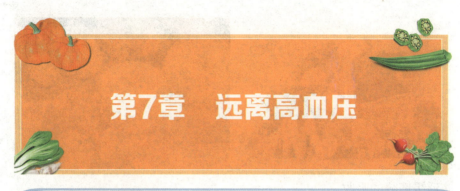

第7章　远离高血压

◎减少钠的摄入

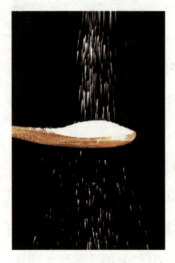

高血压是全球范围内的主要健康问题之一，被称为"隐形杀手"，因为它通常没有明显症状，却会导致严重的心血管疾病、脑卒中和肾脏疾病等健康问题。过量摄入钠是导致高血压的重要因素之一，特别是在现代饮食中，钠的摄入量远远超过了推荐标准。

钠的主要来源是食盐，食盐中含有约40%的钠。人体摄入过量的钠，会导致体内液体潴留，增加血液容量，从而提高血压。钠摄入过量时，身体会通过增加血管中的液体来稀释血液中的钠离子，这一过程会增加血管壁的压力，进而使血压升高。长期高钠饮食不仅会导致高血压，还会加重心脏的负担，增加心脏病和脑卒中的发病风险。

世界卫生组织（WHO）建议成年人每日钠摄入量限制在5克以内，即相当于一小茶匙的食盐量。然而，现代饮食尤其是加工食品（包括薯片、腌制食品、罐头食品、酱料等）、快餐食物和餐馆食物，往往加入大量食盐、酱油等高钠调味品，导致人们摄入的钠远超这一标准。实际上，许多人每天的钠摄入量可高达 10 克甚至更多。

　　减少钠摄入的首要方法是减少对高盐加工食品的依赖，选择新鲜食材，自己烹调以控制盐的用量。减少钠摄入不仅能有效降低血压，还能减少其他与高血压相关的疾病风险。因此，减少钠的摄入是预防和控制高血压的重要措施之一。

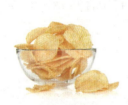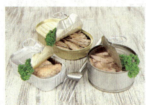

◎钾与高血压的关联

　　增加钾的摄入能够帮助身体维持正常的血压水平，是对抗高血压的有效方法之一。钾是一种与钠相对的重要矿物质，在维持体内电解质平衡和调节血压方面起着关键作用。

　　钾与钠共同参与体内细胞内外的液体平衡，而钾的作用则体现在帮助排出体内多余的钠，降低血压。研究表明，饮食中摄入充足的钾可以显著降低高血压的风险，尤其是对于钠摄入量较高的人群。钾通过调节细胞内外液体的平衡，促进肾脏排出体内过量的钠，进而减少钠对血压的影响。钾还能够舒张血管，减少血管阻力，从而进一步降低血压水平。

此外，钾不仅对控制血压有益，还能改善其他健康问题。增加钾的摄入能够帮助预防中风、心脏病和肾脏疾病等慢性病的发生。根据多项研究，高钾饮食有助于降低心血管疾病的发病率，这也是为什么钾被认为是高血压管理中不可或缺的营养元素。

然而，摄入钾的同时，肾功能受损者应特别注意，因为他们的肾脏可能无法有效排出多余的钾，导致体内钾含量过高。因此，钾的摄入量应根据个人的健康状况适量调整。在健康饮食中保持钠钾平衡，有助于更好地预防和控制高血压。

◎镁与高血压的关联

镁是人体内不可或缺的微量元素，它在体内含量丰富，主要存在于骨、齿和软组织中，对维持正常的生理功能发挥着重要作用。镁在神经和肌肉的传导中起着关键作用，能够抑制神经与肌肉交接处神经纤维的冲动信号传导，从而维持神经和肌肉的兴奋性。此外，镁还参与多种酶的激活，参与能量代谢、蛋白质和核酸的合成，维持细胞内外的正常渗透压和酸碱平衡。

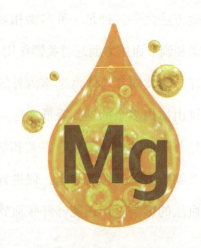

研究表明，镁与高血压之间存在密切的关联。高血压患者的体内镁排泄量会增加，导致体内镁含量相对不足。而镁的补充则有助于降低血压，这主要归因于镁的以下3种作用机制。

（1）**扩张血管**：镁能够扩张血管，增加血管内皮细胞的一氧化氮合成，从而降低血压。

（2）**调节心肌收缩功能**：镁可以调节心肌的收缩功能，促进血管平滑肌的舒张，进而降低血压。

（3）**稳定神经系统**：镁具有稳定神经系统的作用，能够防止心律失常，减少因神经紧张、情绪不稳等因素引起的血压升高。

虽然镁对高血压有积极的预防和治疗作用，但过量补充镁也可能引起不适。因此，在补充镁之前最好咨询医生的意见，以确定自己需要的摄入量。

对于已经确诊的高血压患者，药物治疗和生活方式的调整同样重要。患者应在医生的指导下合理用药，并坚持健康的生活方式，如适度运动、戒烟限酒、保持充足的睡眠等。

◎全谷物也能帮助降血压

全谷物食品不仅对消化系统有益，还被证明对降低血压有显著作用。全谷物包括燕麦、糙米、全麦面包和藜麦等。这些食物富含膳食纤维、B族维生素、镁等有助于调节血压的营养成分。膳食纤维能够延缓食物在肠道中的消化，帮助保持血糖稳定，从而避免因血糖波动

导致的血压
升高。

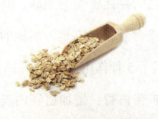
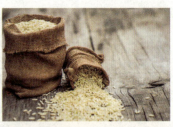

全谷物中
的镁元素有助
于松弛血管
壁，减轻血管
压力，从而降
低血压。多项

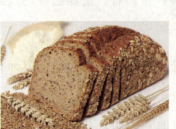
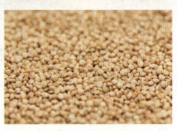

研究表明，全谷物饮食可以有效减少高血压的发生率，同时还能降低
心脏病、中风等心血管疾病的发生风险。

在日常饮食中，可以用全谷物代替精制谷物（如白米、白面），以
实现血压的自然调节。例如，将早餐中的精制麦片替换为燕麦片，将
精白面包替换为全麦面包，都是简单而有效的饮食调整方式。

◎ DASH 饮食用于高血压

DASH 饮食（Dietary Approaches to Stop Hypertension）是一种由美
国心脏协会、美国心脏病学会以及疾病预防控制中心共同推荐的降压
饮食方案。

该饮食方案推荐增加水果、蔬菜和低脂奶制品的摄入量，同时也
允许适量食用肉类。DASH 饮食在降低血压方面的效果显著，而这种
效果似乎主要归因于水果和蔬菜摄入量的增加，而非低脂奶制品、白

肉的选择或是减少糖分及额外脂肪的摄入。

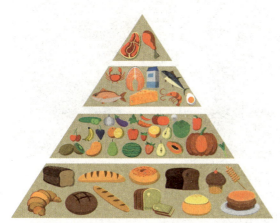

实际上，中国自古以来就有健康的膳食理念，正如《黄帝内经》所述，"五谷为养，五果为助，五畜为益，五菜为充"，强调各类食物的均衡摄入。无论是DASH饮食还是《中国居民膳食指南（2022）》，都体现了对多样化食物组合的重视，以促进健康、预防疾病。以下是DASH饮食与《中国居民膳食指南（2022）》的膳食指导。

1. 蔬菜

建议多吃深色蔬菜。

DASH饮食推荐400～500克/天。

《中国居民膳食指南（2022）》推荐300～500克/天。

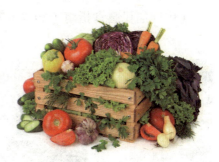

钾含量高的蔬菜：毛豆、芹菜、菠菜、甜菜叶、胡萝卜缨（红）、竹笋、羽衣甘蓝、苦苣菜等。

镁含量高的蔬菜：上海青、绿苋菜、苦苣菜、红薯叶、甜菜叶、芹菜叶、羽衣甘蓝、空心菜等。

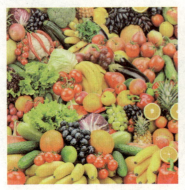
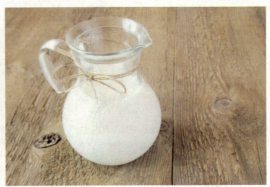

2. 水果

DASH 饮食推荐 400～500 克 / 天。

《中国居民膳食指南（2022）》推荐 200～350 克 / 天。

钾含量高的水果：香蕉、牛油果、释迦果、番石榴、杏、油桃等。

镁含量高的水果：香蕉、酸枣、芦柑、牛油果、火龙果等。

3. 奶制品

建议低脂奶或脱脂奶。

DASH 饮食推荐约 450 毫升 / 天。

《中国居民膳食指南（2022）》推荐 300～500 毫升 / 天。

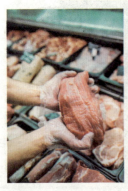
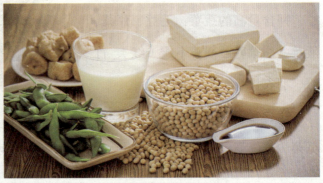

4. 蛋白质

主要是肉类和豆制品。

DASH 饮食推荐肉类 100 克 / 天，少吃红肉，例如猪、牛、羊的肉；多吃白肉，例如禽肉和鱼虾，禽肉要去皮。豆制品 25 克 / 天，按照蛋白质含量换算，相当于 72 克北豆腐、140 克南豆腐、40 克豆腐丝、55 克豆腐干。

《中国居民膳食指南（2022）》推荐动物性食物 120～200 克 / 天。

5. 谷薯类

DASH 饮食推荐 200～300 克 / 天，其中至少 2/3 的全谷类食物。

《中国居民膳食指南（2022）》推荐 250～400 克 / 天。建议每餐用 1/2～2/3 的全谷物代替精白米面。

钾含量高的谷薯
类：青稞、荞麦、藜
麦、玉米、小米、高粱
米、黑米、红薯等。

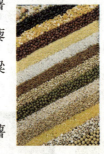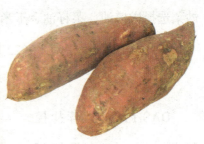

镁含量高的谷薯
类：荞麦、大麦、黑
米、藜麦、高粱米、糙米、大黄米、小米等。

6. 坚果

DASH 饮食推荐 10 克 / 天。如果增加坚果的摄入量，可相应减少烹调油的摄入量。

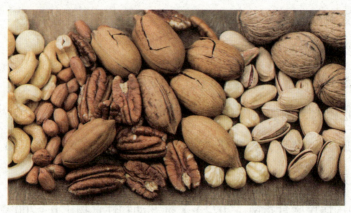

《中国居民膳食指南（2022）》推荐 25 ～ 35 克 / 天。

钾和镁含量都较高的坚果：榛子、松子、开心果、熟腰果、花生、葵花籽、碧根果、核桃等。

7. 烹调油

DASH 饮食推荐 20 ～ 30 克 / 天，建议多选择 ω–3 系列的烹调油。炒菜选择橄榄油、菜籽油、玉米油，凉拌或做汤可选择亚麻籽油。

《中国居民膳食指南（2022）》推荐 25 ～ 30 克 / 天。

8. 盐和糖

DASH 饮食推荐盐控制在 < 5 克 / 天，最好不吃糖，或控制在不超过总能量的 5%。

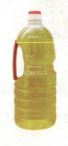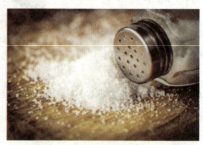

《中国居民膳食指南（2022）》推荐盐 < 5 克。

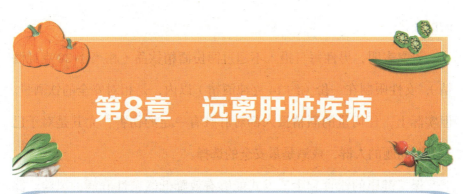

第8章　远离肝脏疾病

◎避免酒精性肝病的办法

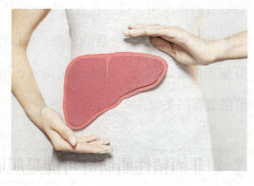

　　酒精性肝病是由于长期过量饮酒引起的肝脏疾病，其早期表现为脂肪肝，进而可能发展为酒精性肝炎、肝纤维化甚至肝硬化。肝脏是体内处理酒精的主要器官，但肝脏的代谢能力有限，过量的酒精摄入会导致肝细胞的损伤和死亡。研究表明，避免酒精性肝病的最佳方法是完全戒酒或严格限制酒精摄入量。

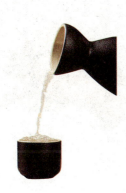

　　酒精进入体内后，肝脏通过代谢将其分解为乙醛，这是一种有毒的中间产物。乙醛会对肝细胞造成损害，并引发炎症反应。如果乙醛长期积累，肝细胞的功能会逐渐下降，导致肝脏内脂肪的异常沉积，形成脂肪肝。随着肝细胞进一步损伤，肝脏组织会发生纤维化，最终发展为不可逆的肝硬化。

研究表明，男性每日摄入不超过两份酒精饮品（相当于 28 克纯酒精），女性限制在一份（约 14 克纯酒精）以内，是相对安全的饮酒量。但实际上，任何量的酒精摄入都对肝脏有一定的伤害，尤其是对于已有肝脏问题的人群，戒酒是最安全的选择。

保持健康的饮食和生活方式能够有效降低酒精性肝病的风险。除了酒精，其他可能加剧肝脏问题的因素还包括不良饮食习惯、缺乏运动以及药物滥用。摄入富含抗氧化物质和健康脂肪的食物，如橄榄油、坚果和富含 ω–3 脂肪酸的鱼类，可以帮助减少肝脏的炎症反应，促进肝细胞修复。因此，减少酒精摄入、增加富含营养的食物摄入是保护肝脏健康的关键。

◎非酒精性脂肪肝可能是胆固醇在作怪

非酒精性脂肪肝（NAFLD）是另一种常见的肝脏疾病，尤其在肥胖和代谢综合征患者中高发。不同于酒精性肝病，非酒精性脂肪肝并非由酒精摄入引发，而是与饮食结构、胆固醇水平、胰岛素抵抗等代谢问题密切相关。其主要特征是肝脏中异常积累的脂肪，特别是甘油三酯，而这些脂肪的积累往往与胆固醇代谢异常有关。

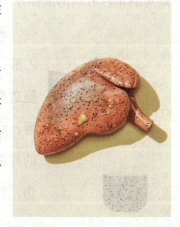

研究发现，高胆固醇饮食和血液中的低密度脂蛋白（LDL）水平高是引起非酒精性脂肪肝的重要危险因素。低密度脂蛋白胆固醇会在血管壁和器官中沉积，形成斑块，增加动脉粥样硬化和心血管疾病的发生风险。在肝脏中，低密度脂蛋白胆固醇的过量积累会引发炎症反应，导致肝细胞的损伤和脂肪堆积。

此外，非酒精性脂肪肝与代谢综合征密切相关。代谢综合征是一组代谢异常的综合表现，包括高血糖、高血压、高胆固醇和肥胖。胰岛素抵抗也是引起非酒精性脂肪肝的重要危险因素，胰岛素抵抗会导致血糖水平异常升高，进而引起脂肪在肝脏中的堆积。

预防和管理非酒精性脂肪肝的关键在于通过饮食和生活方式的调整，减少高脂肪和高胆固醇食物的摄入，同时增加富含膳食纤维、维生素和矿物质的食物。研究表明，地中海饮食模式对非酒精性脂肪肝患者有显著的益处，这种饮食结构强调多摄入富含单不饱和脂肪酸的食物，如橄榄油、坚果和鱼类，同时限制红肉和加工食品的摄入。通过这种饮食调控，能够有效改善胰岛素敏感性，降低肝脏脂肪的堆积。

◎避免病毒性肝炎的传染

病毒性肝炎是一种由多种肝炎病毒引起的肝脏炎症，主要包括甲型（HAV）、乙型（HBV）、丙型（HCV）、丁型（HDV）和戊型（HEV）肝炎病毒。其中，乙型肝炎和丙型肝炎是导致慢性肝病和肝癌的主要原因，存在严重的健康风险。由于病毒性肝炎可以通过不同的传播途径传染，因此，预防和控制其传播对于保护肝脏健康至关重要。

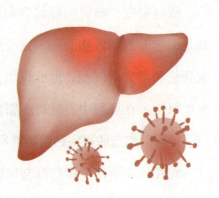

了解不同类型的病毒性肝炎的传播途径，是预防传染的关键。

甲型肝炎（HAV）：甲型肝炎病毒通过粪—口途径传播，主要由于不洁的水源、食物或直接接触受感染者的粪便而传染。甲型肝炎通常是急性发作，较少发展为慢性，主要影响肝脏功能，症状包括发热、乏力、黄疸等。预防甲型肝炎的有效方法是改善卫生条件和养成良好的个人卫生习惯。尤其是在缺乏卫生设施的地区或旅行时，避免食用未经过消毒的水和未煮熟的食物。同时，接种甲型肝炎疫苗也是有效的预防措施，特别适用于前往甲型肝炎流行地区的旅行者。

乙型肝炎（HBV）：乙型肝炎病毒是通过血液、性接触和母婴传播的。未经消毒的针头、血液制品、不安全的性行为和母婴垂直传播（即感染母亲在分娩时传染给新生儿）是乙肝传播的主要方式。此外，

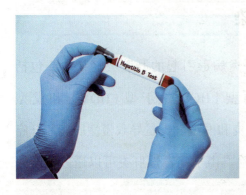

避免与他人共用针头、剃刀等物品，以及进行安全的性行为（如使用避孕套）也能减少乙型肝炎的传播风险。在孕期检测乙型肝炎并采取适当的措施（如乙肝免疫球蛋白注射和新生儿疫苗接

种）可以有效预防母婴传播。预防乙型
肝炎的最有效措施是接种乙型肝炎疫
苗。疫苗接种能够产生对乙肝病毒的免
疫反应，显著降低感染风险。

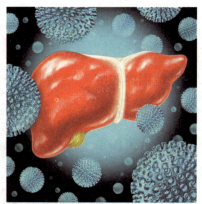

丙型肝炎（HCV）：丙型肝炎病毒
主要通过血液传播，针具共用、未经消
毒的医疗器械和文身工具是丙型肝炎传
播的主要途径。与乙型肝炎不同，丙型
肝炎尚无疫苗，因此预防主要依赖于
避免接触受感染的血液。共用注射器是
吸毒者中传播丙型肝炎的主要途径，因

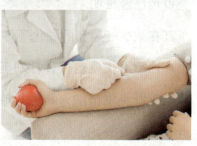

此，戒毒和提供清洁的针具是减少传播的有效方法。此外，在医疗机
构中严格执行无菌操作，确保血液制品和器械的安全，也能显著降低
丙型肝炎的传播风险。

丁型肝炎（HDV）：丁型肝炎病毒只能在乙型肝炎病毒存在的情况下
复制，因此丁型肝炎的传播路径与乙型肝炎相同。乙型肝炎疫苗可以间接
预防丁型肝炎，因此预防乙型肝炎的感染也可以避免丁型肝炎的发生。

戊型肝炎（HEV）：戊型肝炎病毒的传播途径与甲型肝炎相似，主
要通过粪—口途径传播。感染来源通常是受污染的水源或食物，尤其
是未煮熟的贝类和其他水产品。戊型肝炎的预防方法包括饮用安全的
水源，食用经过适当加工的食物，以及良好的卫生习惯。戊型肝炎疫
苗在部分国家已经上市，但目前尚未在全球广泛推广。

除切断病毒的传播途径外，全球范围内的疫苗接种也是控制病毒性肝炎的重要手段。乙型肝炎疫苗已经证明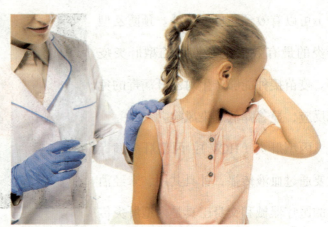了其在减少肝癌和肝硬化等严重肝脏疾病发病率方面的有效性，因此，推广乙型肝炎疫苗接种计划至关重要。在全球范围内，许多国家已经将乙型肝炎疫苗纳入新生儿免疫接种计划，这一措施显著降低了乙型肝炎的感染率。

除了疫苗接种，良好的卫生习惯和安全行为也是防止病毒性肝炎传播的基础。洗手、避免共用个人物品、安全的性行为和确保医疗卫生器械的消毒，都是日常生活中减少病毒性肝炎感染风险的重要步骤。

◎通过饮食防治肝病

健康的饮食在肝脏健康的维护中起着关键作用。肝脏是身体中最大的解毒器官之一，帮助处理体内的毒素、废物和代谢产物。因此，日常饮食中摄入的成分会直接影响肝脏的功能。

富含抗氧化物质的食物，如浆果、绿叶蔬菜，能够帮助抵御肝脏细胞的氧化损伤。抗氧化物质通过中和自由基，减少炎症反应，从而保护肝脏免受长期炎症和氧化应激的损害。研究表明，富含维生素C和维生素E的食物对降低肝脏炎症特别有效。

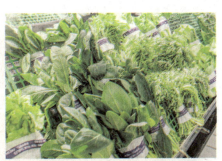

膳食纤维对肝脏健康同样重要。膳食纤维能够帮助降低血液中的胆固醇水平，并促进肠道健康，减少肠道内毒素的生成和吸收。全谷物、豆类和蔬菜是优质的膳食纤维来源，能够减少肝脏的负担，防止脂肪堆积。

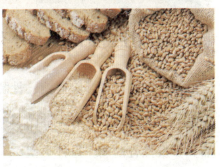

摄入单不饱和脂肪酸和 ω–3 脂肪酸，有助于减少肝脏中的脂肪堆积。橄榄油、鱼类和坚果是优质的健康脂肪来源，能够通过减少肝脏中的炎症反应和脂肪积聚，降低肝病的发生率。

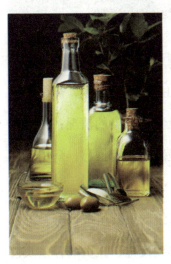

相比之下，摄入过多的高脂肪、高糖食物会增加肝脏脂肪的累积，加剧脂肪肝的症状。因此，控制饮食中饱和脂肪酸和糖的摄入至关重要。避免摄入精制糖、甜点和含糖饮料等高糖食品，通过增加水果、蔬菜和天然食物的摄入来保持肝脏健康。

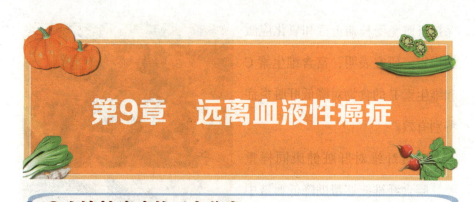

第9章　远离血液性癌症

◎血液性癌症的三大分类

血液性癌症是影响血液、骨髓和淋巴系统的一类恶性肿瘤，主要包括三种类型：白血病、淋巴瘤和多发性骨髓瘤。每种类型的血液性癌症都有不同的发病机制、症状和治疗方法。

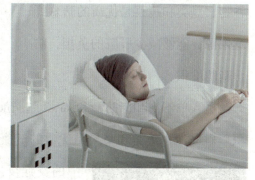

白血病主要影响骨髓中的造血细胞，导致异常的白细胞快速增殖，抑制正常血细胞的生成。根据病程的发展速度，白血病分为急性白血病和慢性白血病。急性白血病的症状发展迅速，需要紧急治疗，患者通常会出现贫血、出血倾向以及频繁感染的情况；慢性白血病进展较慢，早期可能没有明显症状，但随着时间推移，病情可能会逐渐加重。

淋巴瘤影响的是淋巴系统，这是免疫系统的重要组成部分，淋巴瘤通常表现为淋巴结的肿大，患者可能会感到疲倦、体重减轻以及夜间盗汗。淋巴瘤分为霍奇金淋巴瘤和非霍奇金淋巴瘤，后者在全球范围内更为常见。霍奇金淋巴瘤通常对治疗反应较好，而非霍奇金淋巴瘤的治疗效果因病情的不同而有所差异。

多发性骨髓瘤是一种浆细胞恶性增殖性疾病。浆细胞负责生产抗体。多发性骨髓瘤患者通常表现为骨痛、贫血、肾功能衰竭等症状。由于骨髓瘤会削弱骨骼的强度，患者的骨折风险显著增加。此外，由于肾脏处理异常蛋白质的负担加重，肾功能也可能受到影响。

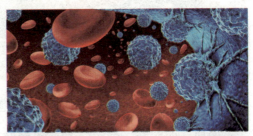

上述血液性癌症的治疗通常依赖化疗、放疗、干细胞移植以及靶向疗法等多种手段的结合。早期诊断和科学治疗是提高患者生存率的关键，定期检查、了解自身风险因素至关重要。

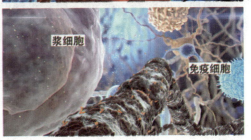

浆细胞

免疫细胞

◎绿色蔬菜有助于防治血液性癌症

绿色蔬菜富含多种维生素、矿物质和抗氧化物质，特别是叶绿素、类胡萝卜素和异硫氰酸盐等成分，这些物质被认为能够帮助防治血液性癌症。研究表明，绿色蔬菜中的抗氧化成分能够中和体内的自由基，

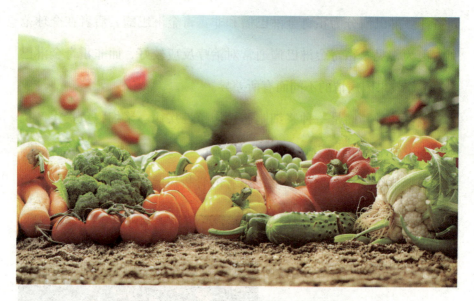

减少细胞 DNA 的损伤，从而抑制癌细胞的生长和扩散。

例如，西蓝花、菠菜、甘蓝等绿叶蔬菜含有丰富的叶绿素和异硫氰酸盐，这些化合物能够通过多种机制抑制癌细胞的生长。异硫氰酸盐能够诱导癌细胞凋亡，并抑制癌细胞的增殖。此外，绿叶蔬菜中的维生素 C 和维生素 E 也具有很强的抗氧化作用，可以进一步帮助预防癌症。

建议每天摄入 200 ~ 300 克绿色蔬菜，以补充体内所需的抗氧化物质和营养成分。对于血液性癌症的高危人群和患者，增加绿色蔬菜的摄入有助于增强免疫功能。

◎血液性癌症与红肉的关系

红肉，尤其是经过加工的红肉（如香肠、火腿、培根等），被广泛认为与多种癌症的发生有密切关系，血液性癌症也不例外。红肉中富含的饱和脂肪酸和胆固醇，可能会导致体内炎症的增加，从而加速癌症的进展。特别是加工红肉中添加的化学成分，如亚硝酸盐，可能在体内转化为致癌物质，这些化合物会对

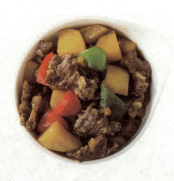

免疫系统造成负面影响，进而增加血液性癌症的罹患风险。

　　研究表明，经常食用高温烹饪或加工的红肉可能增加非霍奇金淋巴瘤的发病率。高温煎炸和烧烤的红肉在烹饪过程中会产生杂环胺和多环芳烃等致癌物质，这些物质通过长期的积累会增加癌细胞的发生概率。

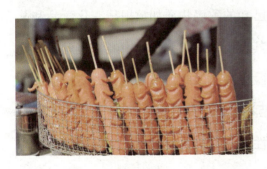
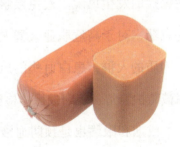

　　为了降低血液性癌症的发生风险，建议减少红肉和加工肉类的摄入，特别是高温烧烤和煎炸的肉类。相反，可以多选择鱼类、禽肉和植物性蛋白质，如豆类和坚果等，不仅能够满足机体对蛋白质的需求，还能提供丰富的抗氧化成分，帮助增强免疫功能。

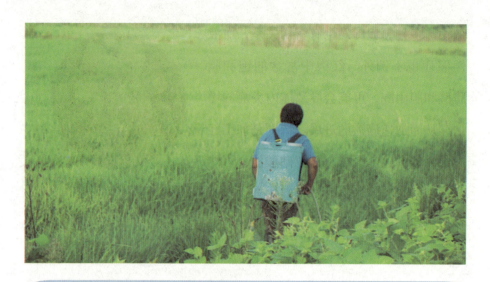

◎日常生活中的预防措施

除了饮食调整，日常生活中的其他预防措施也可以帮助减少血液性癌症的发生风险。避免接触已知的致癌物质如放射线、化学品和某些农药，对于高危职业人群尤其重要。例如，工作中经常接触苯类化学物质的人群，患白血病的风险更高。因此，采取适当的防护措施如佩戴防护装备、定期进行体检至关重要。

戒烟和限酒也是预防血液性癌症的重要策略。长期吸烟会增加淋

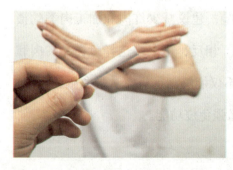

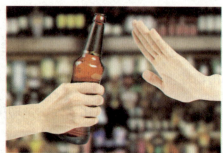

巴瘤的发病风险，而过量饮酒则会损害肝脏和骨髓的功能，增加血液性癌症的发生率。为了预防这些疾病，建议戒烟，避免过量饮酒，保持健康的生活习惯。

加强体育锻炼能够增强免疫系统的功能，减少癌症的发生。研究表明，规律的有氧运动如跑步、游泳、骑自行车等，不仅能增强体能，还能促进血液循环，提高免疫细胞的活性，帮助预防癌症。

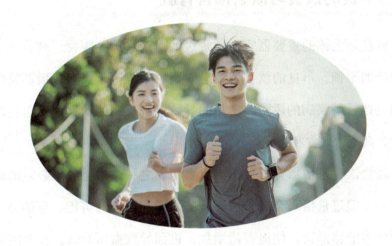

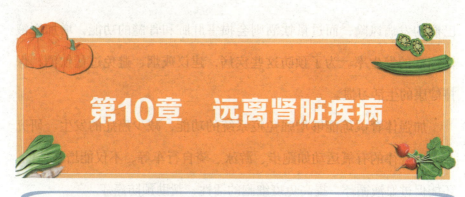

第10章　远离肾脏疾病

◎不良的饮食习惯会损害肾脏

肾脏是人体的重要器官，负责过滤血液、清除废物、调节水分和电解质的平衡。不良的饮食习惯会对肾脏造成沉重负担，增加慢性肾病和其他肾脏疾病的风险。常见的导致肾脏疾病的饮食因素包括高盐饮食、高蛋白饮食和高磷饮食。

高盐饮食是增加肾脏负担的重要原因之一。钠是人体必需的矿物质之一，但过量摄入会导致血压升高，增加肾脏的负担。高钠摄入会引发体内液体滞留，使血容量增加，进而导致血压升高。长期的高血压会损伤肾脏的微小血管，削弱其过滤能力，最终导致慢性肾病。为

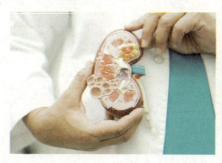
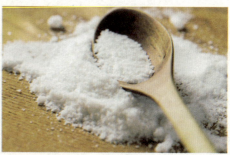

了保护肾脏，建议将每日钠的摄入量限制在 5 克以下（相当于一茶匙食盐），减少加工食品和外卖快餐是降低钠摄入的有效方法。

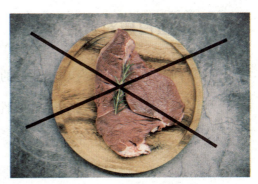

高蛋白饮食，尤其是过量摄入动物蛋白，也可能对肾脏造成负面影响。虽然蛋白质对维持身体健康至关重要，但长期高蛋白饮食，尤其是对那些已经患有肾脏疾病的人群，可能加速肾脏功能的恶化。因此，适量的蛋白质摄入，尤其是减少红肉、加工肉类的摄入，转向豆类、坚果等植物蛋白来源，对保护肾脏至关重要。

此外，高磷饮食，特别是含有磷酸盐添加剂的加工食品，可能导致肾脏加速衰老。磷是体内一种必需的矿物质，但过量摄入会导致钙磷失衡，损害肾脏功能。加工食品、碳酸饮料和一些乳制品往往含有较多的磷酸盐添加剂，应尽量避免或减少

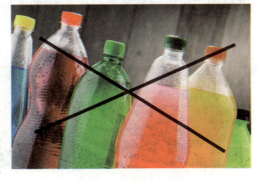

摄入。肾脏疾病患者尤其需要限制磷的摄入量，以防止肾功能进一步恶化。

◎哪些蛋白质对肾脏更友好

对于肾脏疾病患者或肾功能减退的人群，蛋白质摄入的质量比数量更为重要。研究表明，相较于动物性蛋白质，植物性蛋白质对肾脏的负担较小。植物性蛋白质如豆类、坚果、藜麦等富含膳食纤维和抗氧化物质，能够为身体提供足够的营养，同时不会过度增加肾脏的工作负担。

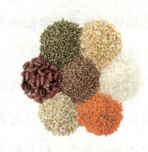

动物性蛋白质，尤其是红肉和加工肉类，在代谢过程中会产生较多的酸性代谢物，这些代谢物需要通过肾脏处理，增加了肾脏的负担。而且，红肉中含有较多的饱和脂肪酸和胆固醇，长期摄入可能增加心血管疾病的风险，进一步损害肾脏功能。因此，对于那些想要保护肾脏健康或已经患有慢性肾脏疾病的人群，建议减少红肉的摄入，转向植物性蛋白质或选择瘦肉类，如鸡肉、鱼类等作为替代。

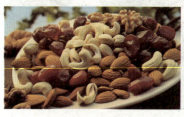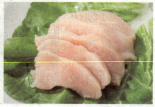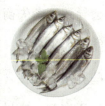

◎肾结石和饮食的关系

肾结石是泌尿系统常见的疾病之一，指的是肾脏内形成的固体矿物质结晶。肾结石的形成与饮食密切相关，特别是某些矿物质和营养物质的摄入，如钙、草酸、钠、蛋白质等。了解饮食如何影响肾结石的形成，是预防和管理这一疾病的关键。

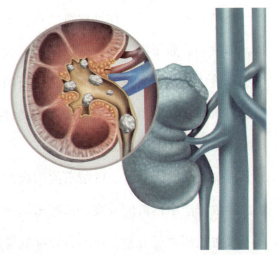

首先，钙是肾结石最常见的成分之一，尤其是草酸钙结石。尽管钙结石是最常见的肾结石类型，但并不意味着应当减少钙的摄入量。事实上，研究表明，正常或适量的钙摄入实际上可以帮助预防结石的形成。食物中的钙能够与肠道中的草酸结合，减少肠道对草酸的吸收，从而降低草酸在尿液中的浓度，减少草酸钙结晶的形成。相反，如果饮食中过度限制钙的摄入，反而会增加肾结石的风险。因此，建议通过食物（如乳制品）而非补充剂摄取钙。

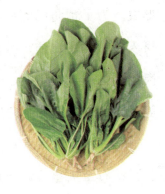

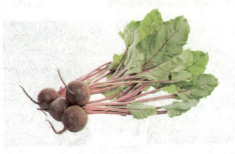

其次，草酸是另一种导致肾结石形成的重要因素。许多植物性食物，如菠菜、甜菜等，都含有较多的草酸。这些食物摄入过量可能会增加尿液中草酸的含量，从而促进结石的形成。因此，肾结石患者应减少高草酸食物的摄入，或在摄入这类食物时应与钙含量丰富的食物搭配，以减少草酸的吸收。

再次，高钠饮食也与肾结石的形成密切相关。钠会增加尿钙的排泄，导致尿液中钙浓度升高，从而增加钙盐结晶的风险。限制盐的摄入不仅对控制血压有益，还能有效降低肾结石的风险。建议每日钠的摄入量控制在 5 克以下，减少高盐食品如腌制食品、罐头食品和加工食品的摄入。

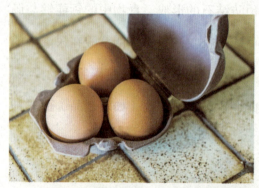

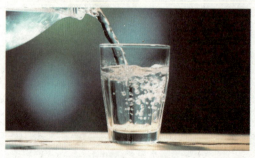

蛋白质的摄入，尤其是动物性蛋白质如红肉、鸡蛋和海鲜，也会影响肾结石的形成。高蛋白饮食会增加尿酸的产生，导致尿酸结石的形成。为了预防结石，建议摄入适量的蛋白质，减少红肉的摄入，选择鱼类、豆类等富含优质蛋白质的食物。

最后，水分摄入对于预防肾结石至关重要。充足的水分能够稀释尿液中的矿物质，防止它们浓缩成晶体。建议每天饮用足量的水，尤其是在天气炎热或出汗较多的情况下，确保尿液清澈无色，以预防结石的形成。

◎避免过量摄入高磷食物

磷是人体必需的矿物质之一，在骨骼健康、细胞功能和能量代谢中发挥着重要作用。然而，过量摄入磷，特别是来自食物添加剂的无机磷酸盐，可能对肾脏健康造成严重威胁。尤其是对于肾功能减弱或患有慢性肾脏疾病的人群，过量的磷摄入会加速肾功能恶化，并增加心血管疾病的罹患风险。

磷的主要来源包括肉类、乳制品、全谷物和坚果等天然食物，这些食物含有磷被称为有机磷酸盐，通常较易被人体代谢。加工食品含

有无机磷酸盐添加剂，如碳酸饮料、加工奶酪、腌制肉类和快餐食品，这些无机磷酸盐不需要通过复杂的消化过程就能被快速吸收，因此摄入过量会对肾脏产生负担，增加血液中磷的浓度。

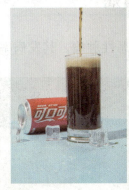
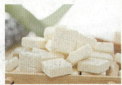
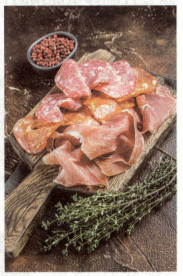

高磷水平会导致血液中的钙磷平衡失调，诱发"钙化"现象，即磷与钙结合，沉积在血管、关节和软组织中，增加心血管疾病和骨质疏松的发生风险。对于肾功能减弱的患者来说，肾脏无法有效清除多余的磷，导致血磷水平升高，进而加剧钙化问题。

为了避免过量摄入磷，应尽量减少加工食品的摄入，尤其是那些含有磷酸盐添加剂的食品。选择天然食材，减少快餐和预包装食品的消费，对于保护肾脏健康至关重要。

对于肾脏功能正常的人群，适量摄入富含磷的天然食物如奶制品、坚果和全谷物是安全的。但对于慢性肾脏疾病患者，医生可能建议限制磷的摄入，以防止肾功能进一步恶化。此类患者通常需要接受定期的血液检查，以监控血液中的磷浓度，并根据结果调整饮食。

◎控制体重能预防肾癌

肾癌是一种影响肾脏的恶性肿瘤，其发病率在全球范围内逐年上升。尽管遗传因素和年龄是肾癌的重要风险因素，但研究表明，肥胖与肾癌的发生密切相关。肥胖会导致胰岛素抵抗和体内炎症反

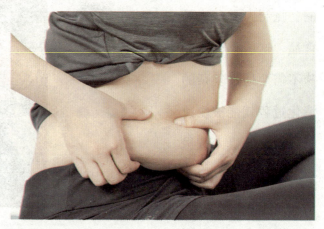

应增加，这些因素会促使癌细胞生长和扩散。通过控制饮食中的热量摄入，特别是减少高脂肪和高糖食物的摄入，能够帮助人们维持健康的体重，降低患肾癌的风险。

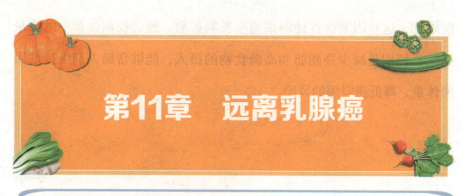

第11章　远离乳腺癌

◎诱发乳腺癌的高危因素

乳腺癌是全球女性中常见的恶性肿瘤之一，近年来其发病率逐年上升。乳腺癌的高危因素涉及多个方面，包括遗传、激素水平、生活方式和环境因素等。

首先，遗传因素在乳腺癌的发生占据重要位置，尤其是 BRCA1 和 BRCA2 基因突变携带者，患乳腺癌的概率远高于普通人群。家族中有乳腺癌病史的女性也属于高危群体。遗传因素通常是不可控的，但对于有家族史的女性，定期筛查和检测是预防的关键措施。

其次，雌激素水平过高是乳腺癌的重要风险因素之一。研究表明，

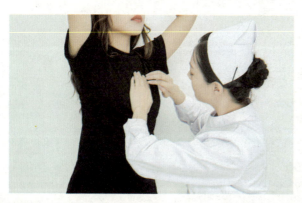

长期暴露于高水平雌激素的环境下，会增加乳腺细胞的增生和癌变风险。处于绝经前后的女性体内雌激素水平通常较高，特别是那些长期

服用含雌激素的避孕药或接受激素替代疗法（HRT）的女性，患乳腺癌的风险相对较高。对于这些女性群体，医生通常建议谨慎使用激素疗法，并定期进行乳腺检查。

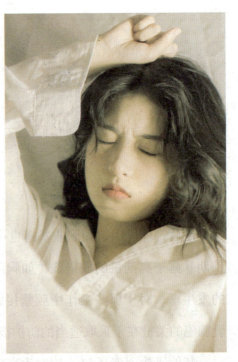

再次，生活方式这一因素同样不可忽视。饮食中的高脂肪摄入，尤其是饱和脂肪酸和反式脂肪酸的过量摄入，与乳腺癌的发病存在一定的关联。高脂肪饮食会导致体重增加，提升体内雌激素水平，从而提高乳腺癌的罹患风险。缺乏运动、饮酒过量等不健康的生活方式都会增加乳腺癌的发病风险。研究表明，每天饮酒一杯以上的女性，其患乳腺癌的概率比不饮酒的女性显著增加。因此，保持健康的体重，减少饮酒，进行适量的运动都是降低乳腺癌风险的有效措施。

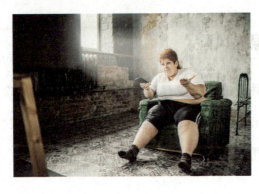
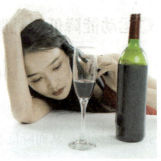

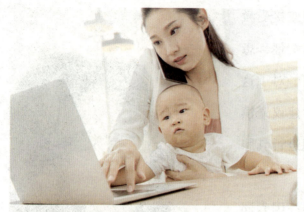
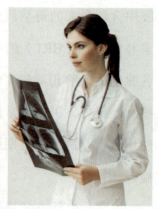

最后，环境因素和职业暴露也可能增加乳腺癌的患病风险。例如，长期暴露于高剂量的放射线（如胸部 X 线或辐射疗法）会增加乳腺癌的发生率。对于那些工作中频繁接触化学物质和污染源的女性，预防乳腺癌的关键在于采取适当的防护措施和定期体检。

其他风险因素还包括初次生育年龄晚、生育次数少或未生育的女性，其患乳腺癌的风险较高。

通过了解这些高危因素，女性可以有针对性地采取预防措施，减少乳腺癌的发生风险。除了健康生活方式的养成，定期筛查（如乳腺红外线筛查）有助于早期发现癌变，提高治疗成功率。

◎运动能降低患乳腺癌风险

研究表明，保持适量的体育锻炼可以有效降低乳腺癌的发病风险。运动不仅可以帮助女性保持健康的体重，还能够调节激素水平，减少体内的炎症反应，从而降低乳腺癌的发生概率。

第一，运动能够帮助控制体重。肥胖被认为是乳腺癌的独立风险因素之一，特别是在绝经后的女性中。脂肪组织是体内雌激素的主要来源之一，过多的脂肪会导致体内雌激素水平升高，进而刺激乳腺细胞的增生和癌变。通过运动，女性可以减少体脂率，降低体内雌激素水平，从而有效减少乳腺癌的发生。

第二，运动有助于降低胰岛素和炎症水平。高胰岛素水平与乳腺癌的发生密切相关，而运动能够通过提高胰岛素敏感性，减少体内胰岛素的浓度，进而降低癌症的发生风险。同时，运动可以减少体内的慢性炎症反应，这对于预防乳腺癌也至关重要。长期的低强度炎症会破坏正常的细胞功能，增加癌症的发生率。而通过规律的有氧运动，可以有效降低炎症标志物的水平，减少癌变的可能性。

第三，运动能够调节体内的激素水平，特别是雌激素和孕激素水平。雌激素与乳腺癌的发生有直接关系，运动能够通过抑制雌激素的过度生成来降低乳腺癌的风险。因此，保持适量的体育锻炼对于维持体内激素平衡，预防乳腺癌具有重要意义。

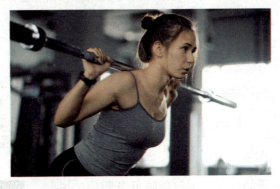

为了达到预防乳腺癌的效果，建议每周至少进行150分钟中等强度的有氧运动，如快走、骑自行车、游泳等。此外，力量训练也能增强肌肉，进一步改善身体的代谢功能。通过合理的运动计划，女性不仅可以保持体能，减少乳腺癌的发生，还能改善整体的健康状况。

◎高温烹制食物会增加患乳腺癌风险

饮食习惯与乳腺癌的发生有密切关系，尤其是肉类的烹饪方式对乳腺癌的影响越来越受到关注。研究发现，高温烹饪肉类（如烧烤、煎炸等）会产生大量的致癌物质，如杂环胺和多环芳烃。这些物质是高温分解肉类中的蛋白质和脂肪产生的，长期食用高温烹饪的肉类会增加乳腺癌的罹患风险。

当肉类被烤焦时，致癌物质的含量会大幅增加。这些致癌物质会损伤细胞的 DNA，诱发癌变过程。研究表明，食用高温烹饪的红肉和加工肉类的女性，其患乳腺癌的风险显著高于那些食用低温烹饪或少量红肉的女性。为了减少患乳腺癌的风险，建议选择低温烹饪方式，如蒸、煮、炖等方式，避免高温烧烤和煎炸。

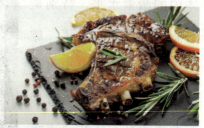

同时，减少红肉和加工肉类的摄入量，增加鱼类、豆类和植物性蛋白质的摄入，不仅能降低乳腺癌的风险，还能改善整体健康状况。为了进一步减少烹饪过程中的致癌物质生成，建议多使用香料和抗氧化物质丰富的调味料，如迷迭香、姜黄等。

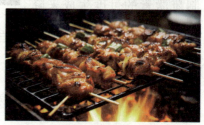

◎高胆固醇食物会增加患乳腺癌风险

近年来，越来越多的研究发现，饮食中的胆固醇水平与乳腺癌的发病率之间存在密切关联。高胆固醇饮食不仅会增加心血管疾病的发生风险，还可能促进癌细胞的生长。胆固醇是一种脂类分子，在细胞膜的形成和激素的合成中起着重要作用。然而，过多的胆固醇会导致细胞膜的异常增生，增加癌变的可能性。

研究发现，在乳腺癌的早期阶段，高胆固醇水平可能会通过调节雌激素受体，促进肿瘤的生长。因此，控制饮食中的胆固醇摄入，减少红肉和加工食品的摄入，是降低乳腺癌风险的有效方法之一。

为了保持健康的胆固醇水平，建议增加富含不饱和脂肪酸的食物，如橄榄油、鱼类、坚果和种子。这些食物不仅有助于降低胆固醇水平，还能提供丰富的抗氧化成分，有助于预防乳腺癌和其他慢性疾病。

◎植物性饮食有利于防治乳腺癌

健康的饮食对预防乳腺癌有重要影响。研究表明，植物性饮食能够帮助减少体内的炎症反应和激素波动，从而降低乳腺癌的发生率。

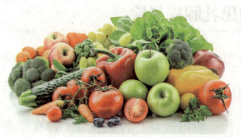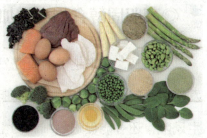

　　富含抗氧化物质的食物对预防乳腺癌有显著作用。蔬菜和水果中富含多种抗氧化物质，如维生素 C、维生素 E、β - 胡萝卜素和多酚类化合物，这些物质能够中和体内的自由基，减少细胞 DNA 的损伤，进而抑制癌细胞的形成。特别是浆果类水果、绿叶蔬菜和橙黄色的蔬果被认为对乳腺癌的预防效果显著。

　　膳食纤维的摄入也被认为与乳腺癌的预防有着密切的关系。膳食纤维可以通过加速肠道蠕动，减少体内雌激素的再吸收，进而降低乳腺癌的发生风险。全谷物、豆类和坚果是优质膳食纤维的主要来源，建议女性在日常饮食中增加这些食物的摄入，以达到预防乳腺癌的效果。

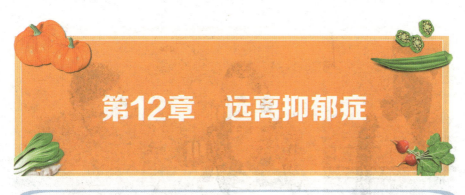

第12章　远离抑郁症

◎抑郁症的高危因素

抑郁症，也称忧郁症、抑郁性障碍，是一种严重的心理疾病，主要表现为持续的情绪低落、兴趣丧失、快感缺乏及精力不足等症状。抑郁症根据病症轻重可分为轻度、中度和重度三种类型。抑郁症的发病机制呈现多因素交织的特点，主要涉及以下层面：

（1）**生物学基础**：包括遗传易感性（家族史人群风险显著升高）和神经递质失衡等生理改变。抑郁症并非单基因遗传病，而是由数百个微小基因共同作用，每个基因贡献微小风险，叠加环境压力后可能触发疾病。另外，母亲孕期抑郁可能通过子宫内环境（如皮质醇暴露）影响胎儿神经发育，增加子女青少年期抑郁风险，但非直接基因传递。

（2）**环境诱因**：重大生活事件（如丧亲、失业）及长期压力环境可触发疾病。研究表明，孤独感和社会孤立与抑郁症密切相关。缺乏家庭、朋友或社区的情感支持，使得抑郁症患者在面对生活困难时感到无助，进而加剧心理痛苦。

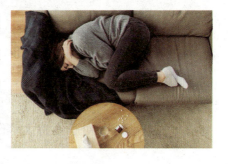

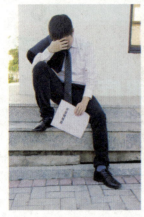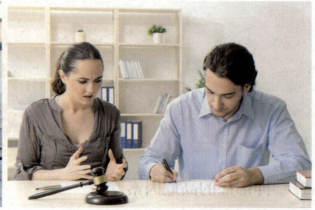

（3）心理社会因素：性格特质（如完美主义）与不良应对方式的相互作用。例如，职业竞争压力与家庭责任叠加，尤其在育龄女性中诱发"角色超载性抑郁"，老年人随迁照料孙辈产生的归属感缺失，是老年抑郁的重要诱因。

抑郁症虽无直接致死性，但患者自杀风险较常人高 20 ~ 30 倍，已成为全球公共卫生重点问题。需明确的是，抑郁症属于心境障碍，不存在病原体传播特性，日常接触不会导致传染。了解抑郁症的高危因素，对及早识别和预防这一严重心理健康问题至关重要。抑郁症患者往往经历情绪低落、无助感和孤立感，而这些情绪的积累可能会引发极端的自毁倾向。

◎绿色蔬菜能对抗抑郁

绿色蔬菜富含多种营养素，特别是叶酸、镁、B 族维生素和抗氧化物质等，这些成分对于维持大脑健康和情绪稳定具有重要作用。叶酸是 B 族维生素的一种，能够帮助合成神经递质如多巴胺和血清素，这些神经递质的水平直接影响我们的情绪。

研究表明，叶酸摄入不足的人群更容易出现抑郁情绪，尤其是中老年人。绿色蔬菜，如菠菜、羽衣甘蓝、豌豆等，富含的叶酸能够帮助缓解抑郁症状，维持大脑的正常功能。此外，绿色蔬菜中的镁元素也被认为对抗焦虑和抑郁有积极作用。镁可以调节神经系统，减少神经细胞的过度兴奋，进而帮助维持情绪的稳定。许多研究表明，镁摄入不足与抑郁和焦虑的发生有一定关系。因此，日常饮食中增加绿色蔬菜的摄入，不仅能够提供丰富的营养，还有助于预防和缓解抑郁症状。

为了提高绿色蔬菜的摄入量，建议每天摄入至少两到三份绿色蔬菜，可以将它们作为沙拉、配菜或果汁的一部分。保持均衡饮食、富含植物性营

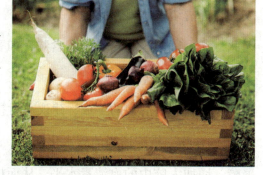

养素，有助于改善情绪，降低抑郁症的发生风险。

◎富含 5 - 羟色胺的食物能让人快乐

5 - 羟色胺，也被称为血清素，是一种能够调节情绪的神经递质，常被称为"快乐激素"。它在调节情绪、控制食欲、改善睡眠和增强记忆力方面起着重要作用。研究表明，低血清素水平与抑郁症的发生有

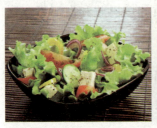 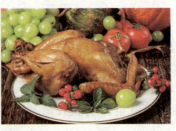 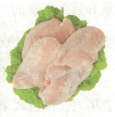

直接关系。通过摄入富含色氨酸的食物，可以促进体内血清素的合成，从而改善情绪。

色氨酸是一种必需氨基酸，人体无法自身合成，必须通过饮食摄取。富含色氨酸的食物包括鸡肉、鱼类、豆类、种子、坚果和全谷物等。这些食物能够为身体提供充足的色氨酸，有助于促进血清素的合成，改善情绪。此外，维生素 B_6 和镁等营养素也参与血清素的代谢，因此，食用富含这些营养素的食物，如香蕉、绿叶蔬菜和坚果，也能够有效提高血清素水平。

为了促进血清素的生成，建议平时摄入均衡的富含色氨酸和维生素 B_6 的食物，搭配适当的碳水化合物，以帮助色氨酸更好地通过血脑屏障，增加大脑中的血清素水平，从而提高情绪稳定性，减少抑郁的发生。

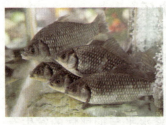 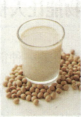 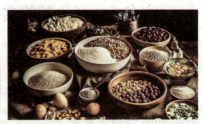

◎藏红花能解忧

藏红花作为一种天然中药，长期以来被用于治疗多种疾病，包括抑郁症和焦虑症。现代科学研究表明，藏红花中的活性成分具有抗抑郁作用，能够有效提高体内的血清素水平。藏红花中含有的藏红花酸和藏红花素被认为能够阻止血清素的重吸收，从而增加大脑中的血清素含量，进而改善情绪，缓解抑郁症状。

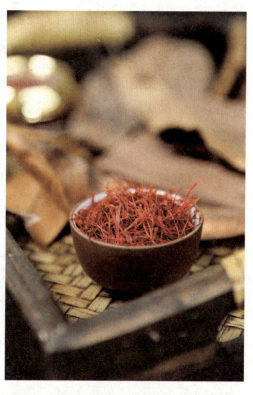

藏红花作为天然草本，不良反应较少，适合那些不适应药物治疗或希望采用自然疗法的抑郁症患者。临床试验显示，每天摄入藏红花提取物可以显著改善轻度甚至中度抑郁症患者的情绪。藏红花还具有抗氧化、抗炎作用，这些效应能够进一步促进大脑健康，防止自由基对神经元的损害。

藏红花的食用方式多种多样，可以加入茶饮、炖菜或甜品中，既可以作为调味品，又可以作为健康食品的一部分。虽然藏红花具有改善情绪的功效，但应注意控制摄入量，避免过量食用。

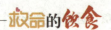

◎运动也能抗抑郁

　　运动不仅对身体健康有益，还被广泛认为是抗抑郁的一种有效手段。运动能够促进体内多巴胺、血清素和内啡肽的释放，这些物质都是调节情绪的关键因素。特别是内啡肽，常被称为"幸福激素"，它能够让人产生愉悦感和满足感，从而缓解抑郁情绪。

　　研究表明，定期进行有氧运动，如跑步、游泳、骑自行车等，可以有效降低抑郁症的发生风险。运动不仅能够改善情绪，还能增强大脑的可塑性，帮助大脑更好地适应和应对压力。此外，运动还有助于改善睡眠质量，减轻焦虑症状，从而在多方面对抗抑郁症。

　　为了获得最佳的抗抑郁效果，建议每周进行至少 150 分钟的中等强度运动。长期坚持运动不仅能够提高体能，还能通过改善心理健康，缓解焦虑和抑郁的症状。对于那些无法参与高强度运动的人来说，像散步或瑜伽等低强度运动同样有助于提升情绪，促进心理健康。

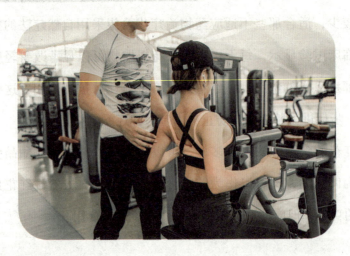

◎食物中的抗氧化物质能改善心理问题

抗氧化物质是维持大脑健康的重要成分，它们能够中和体内的自由基，防止细胞损伤。自由基的积累被认为是引发抑郁症、焦虑症等心理问题的潜在原因之一。通过摄入富含抗氧化物质的食物，可以减轻氧化应激对神经元的损害，改善心理问题。

富含抗氧化物质的食物包括浆果类水果（如蓝莓、草莓）、深色绿叶蔬菜、番茄等。这些食物中的维生素 C、维生素 E 和类黄酮等抗氧化成分，能够有效对抗自由基的损害，减少大脑炎症，提升神经元的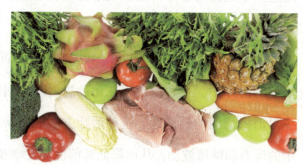修复能力。尤其是浆果类水果中的花青素，被广泛认为能够保护大脑，改善记忆和认知功能，减少抑郁症的发生风险。

在日常饮食中，增加抗氧化物质含量丰富的食物，不仅有助于维持大脑健康，还能预防与氧化应激相关的心理疾病。建议每天摄入适量的抗氧化食物，搭配均衡饮食，以保护神经系统，促进心理健康。

◎心理治疗对抗有自杀倾向抑郁症的作用

心理治疗是预防和治疗有自杀倾向抑郁症的重要手段之一。通过与专业心理治疗师的沟通，患者能够更好地了解自己的情绪以及应对机制，并学会在情绪低落时采用健康的应对策略。

认知行为疗法（CBT）是最常用于治疗抑郁症和预防自杀的心理疗法之一。认知行为疗法的核心思想是通过改变患者的负面思维模式来改善情绪。例如，抑郁症患者常对自己和未来有消极的看法，认为自己一无是处，未来毫无希望。认知行为疗法通过帮助患者识别并挑战这些非理性的思维，逐步建立更加积极的自我认知和未来展望，从而减少自杀念头。

除了认知行为疗法，正念治疗（MBCT）近年来也被广泛应用于抑郁症的治疗中。正念治疗旨在帮助患者培养对当下体验的觉察力，减少对消极情绪的反应性。这种治疗方法能够帮助患者更好地应对生活中的压力和情绪波动，从而降低抑郁症复发率和自杀风险。

家庭治疗在有自杀倾向抑郁症的预防中起到重要作用。通过家庭治疗，患者和家人可以共同探讨如何在日常生活中建立更健康的沟通

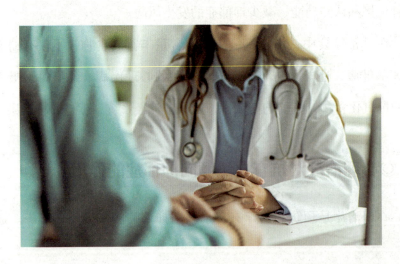

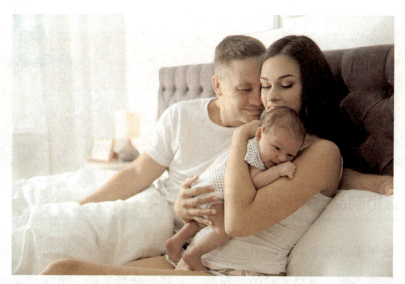

和支持方式。家人的理解和支持对于抑郁症患者的康复至关重要，家庭治疗能够增强患者的归属感，减少孤独感和无助感。

药物治疗如抗抑郁药物在某些情况下也被推荐使用，特别是对于重度抑郁症患者。抗抑郁药物能够调节大脑中的神经递质平衡，帮助缓解极度的抑郁情绪。然而，药物治疗应在专业医生的指导下进行，并与心理治疗相结合，以达到最佳效果。

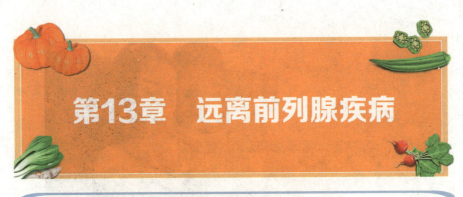

第13章 远离前列腺疾病

◎奶制品会增加患前列腺癌风险

近年来，关于奶制品摄入与前列腺癌风险之间的关系受到广泛关注。研究表明，高摄入量的奶制品，尤其是全脂牛奶、奶酪和黄油等高脂肪乳制品，可能会增加男性患前列腺癌的风险。奶制品中丰富的钙含量被认为是导致这一风险上升的重要原因。过量摄入钙可能会抑制体内的维生素 D 合成，而维生素 D 被认为具有抗癌作用，能够抑制前列腺癌细胞的生长和扩散。

此外，奶制品中含有的激素，如雌激素和胰岛素样生长因子（IGF-1），也可能是导致前列腺癌罹患风险增加的原因之一。特别是胰岛素样生长因子，研究表明其水平升高与前列腺癌的发生有直接关联。胰岛素样生长因子能够促进细胞的生长和增殖，而在前列腺癌中，这种过度的细胞增殖可能会导致肿瘤的发展和扩散。

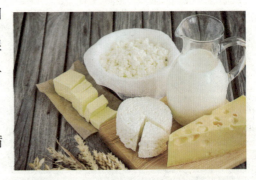

为了降低前列腺癌的发病

风险，建议限制
高脂奶制品的摄
入，尤其是全
脂牛奶和奶酪等
食品。可以选择

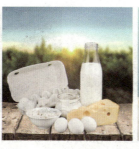
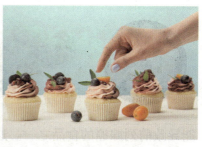

低脂或无脂的替代品，如低脂酸奶、脱脂奶，或者用植物性奶替代品，如豆奶、杏仁奶等。虽然钙对骨骼健康至关重要，但要控制摄入量，避免过量，同时确保维生素 D 的适量补充，以平衡钙的代谢，减少前列腺癌的发生风险。

◎还有哪些食物容易诱发前列腺癌

除了奶制品外，高脂肪食物，尤其是富含饱和脂肪酸（如肉类、奶制品、糕点、猪油等）和反式脂肪酸（如奶油酥饼、雪糕、奶茶、薯条、鸡排、盐酥鸡、油条等）的食品，也被认为是增加前列腺癌发病风险的因素之一。研究发现，长期摄入高脂饮食不仅会导致肥胖，还会增加体内炎症水平，这对前列腺健康产生不利影响。

红肉，尤其是加工肉类，如香肠、培根和热狗，被认为是最有可

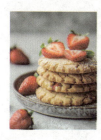
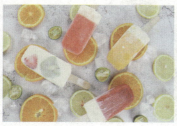
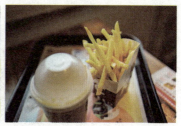

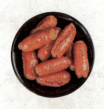
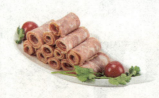
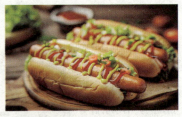

能导致前列腺癌的食品之一。这些食品在高温烹饪时会产生致癌物质，如杂环胺和多环芳烃，这些化学物质会对细胞 DNA 造成损害，从而增加癌症的罹患风险。

此外，过量摄入膨化食品和含糖饮料会导致胰岛素抵抗和肥胖，肥胖本身就是前列腺癌的一个独立危险因素。肥胖会导致体内激素水平的失衡，特别是睾酮和雌激素的比例发生变化，激素水平的失衡可能会促进前列腺癌细胞的生长。因此，保持健康的体重，减少高脂、高糖食物的摄入，是预防前列腺癌的重要措施。

◎十字花科食物能降低患前列腺癌风险

十字花科蔬菜如西蓝花、卷心菜、菜花和甘蓝等，因其丰富的抗

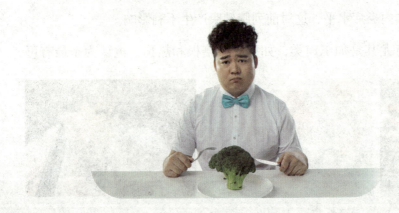

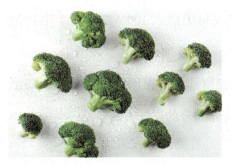
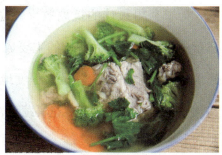

癌成分而备受推崇。这些蔬菜中含有丰富的硫代葡萄糖苷类物质，在体内可以转化为异硫氰酸酯，尤其是萝卜硫素，这种成分已被证明具有强大的抗癌活性。研究表明，萝卜硫素能够通过多种途径抑制前列腺癌细胞的生长，包括促进癌细胞的凋亡、抑制肿瘤血管生成以及阻断致癌物质代谢。

此外，十字花科蔬菜中的抗氧化物质和抗炎成分能够帮助减少体内的炎症反应，降低自由基对细胞 DNA 的损伤，从而减少癌症的发生风险。摄入足量的十字花科蔬菜，不仅能够为人体提供丰富的维生素、矿物质和膳食纤维，还能通过其独特的抗癌机制，有效降低前列腺癌的发生率。

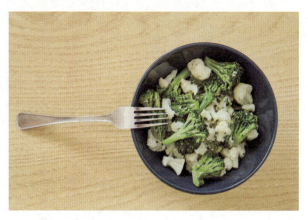

为了获得最佳的抗癌效果，建议每天摄入 100～200 克十字花科蔬菜。它们可以作为沙拉的主要成分，或者加入炒菜、炖汤中。此外，建议避免过度烹饪，以最大程度地保留这些蔬菜的活性成分。蒸或快速翻炒是最适合保持十字花科蔬菜营养成分的烹饪方式。

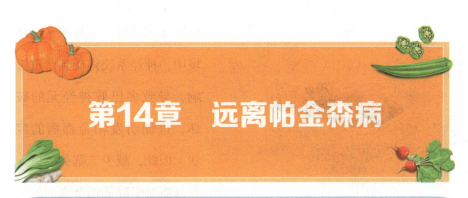

第14章　远离帕金森病

◎减少二噁英的摄入

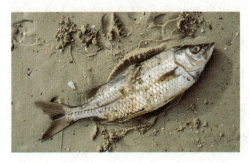

二噁英是一类强效的环境污染物，具有高度的致癌性和神经毒性，与多种慢性疾病，包括帕金森病等神经退行性疾病的发病密切相关。二噁英主要通过工业排放进入环境，食物链中的高脂食物，如肉类、鱼类、乳制品和蛋类容易受到污染，食用后导致人体内二噁英积累。当这些有害物质进入人体时，会通过血液传递至大脑，损伤神经元，增加帕金森病的发生风险。

帕金森病是一种与神经元退化相关的疾病，通常表现为运动功能的逐渐丧失，而二噁英和其他环境污染物可能加速这种退化过程。研究表明，

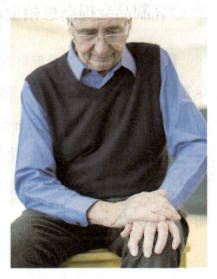

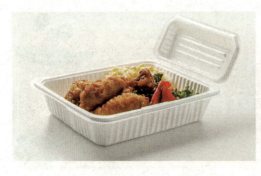

长期暴露于高二噁英水平的环境中，神经系统将受到严重影响，导致多巴胺神经元的破坏，进而引发帕金森病的症状。因此，减少二噁英的摄入和暴露对于降低帕金森病的风险至关重要。

为了减少二噁英的摄入，建议在日常饮食中尽量避免摄入来自污染严重区域的食品。选择低脂、绿色有机食品以及来源清晰、无污染的产品。此外，尽量避免使用塑料制品，特别是在高温下加热塑料容器，以防止释放有害物质。通过减少与环境中有毒化合物接触，有效减少其对神经系统的损害，降低帕金森病的发病率。

◎乳制品会提高患帕金森病的罹患风险

乳制品被广泛认为是健康饮食的一部分，尽管乳制品中富含钙、蛋白质等对骨骼和肌肉有益的成分，但其潜在的负面影响也不容忽视。近年来的研究发现，过多摄入乳制品，尤其是全脂牛奶和奶酪等高脂乳制品，可能增加帕金森病的发病风险。

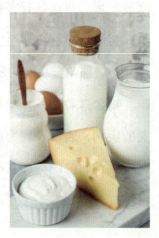

乳制品中的某些成分，如饱和脂肪酸和胆

固醇，可能对神经系统造成损害。高脂肪乳制品会增加血液中的低密度脂蛋白（LDL）胆固醇水平，这种"坏"胆固醇不仅对心血管系统有害，还可能通过引发炎症反应和氧化应激，损伤大脑神经元，特别是负责运动功能的多巴胺神经元。

◎浆果类水果能降低患帕金森病风险

浆果类水果，如蓝莓、草莓、覆盆子等，因其丰富的抗氧化成分而被广泛推崇。特别是花青素和类黄酮等天然抗氧化物质，能够结合体内的自由基，减少细胞的氧化损伤。研究表明，浆果中的抗氧化物质对于保护大脑神经元具有重要作用，能够预防或减缓帕金森病的发病过程。

研究发现，帕金森病的病理特征之一是多巴胺神经元的退化，而浆果中的抗氧化物质被认为能够通过减少氧化应激和炎症反应，保护这些神经元免受损伤。定期摄入富含花青素的浆果类水果，可以显著降低帕金森病的风险。浆果的抗氧化作用能够促进大脑的血液循环，

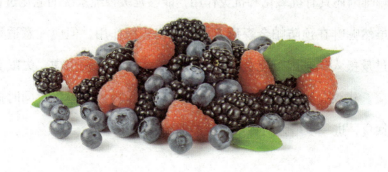

增强神经元的修复和再生能力，从而延缓帕金森病的进程。

◎咖啡能预防帕金森病

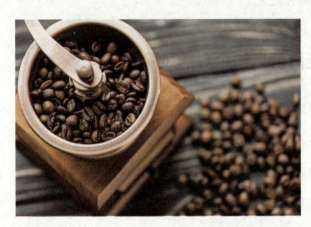

咖啡因作为一种中枢神经系统兴奋剂，已经被多项研究证实具有预防帕金森病的潜在效果。研究发现，咖啡中的活性成分，尤其是咖啡因，能够通过多种机制保护神经元，减少帕金森病的发病风险。适量饮用咖啡的人群，其患帕金森病的风险显著低于不喝咖啡的人群。

咖啡因的神经保护作用主要体现在其对多巴胺受体的影响上。帕金森病的发生与大脑中多巴胺神经元的退化性改变密切相关，而咖啡因能够通过阻断腺苷 A2A 受体，间接保护多巴胺神经元免受损伤。此外，咖啡因还具有抗氧化和抗炎作用，能够延缓神经系统的老化过程。

虽然咖啡在预防帕金森病方面表现出积极作用，但应注意适量饮用。过量摄入咖啡因可能会导致神经过度兴奋，引发焦虑、失眠等不良反应。建议每天饮用一到两杯咖啡，以适量摄入咖啡因，同时搭配均衡饮食，进一步增强对神经系统的保护效果。

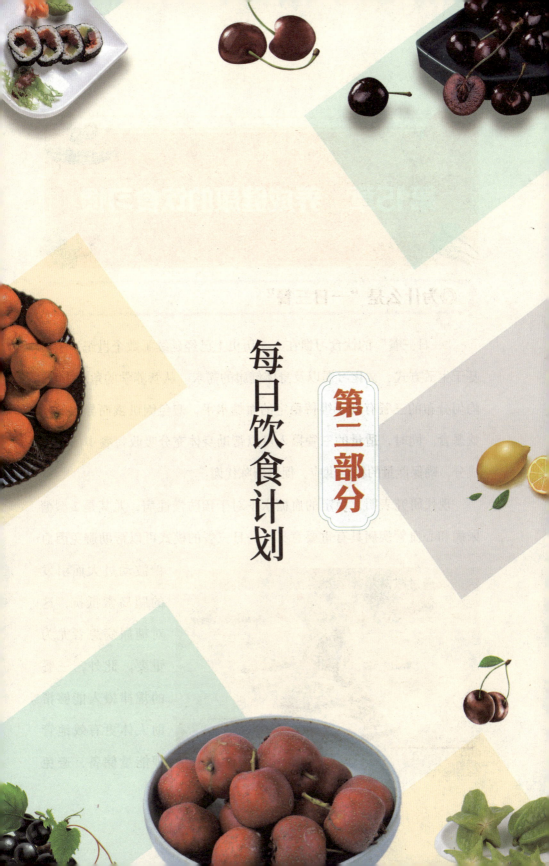

第二部分

每日饮食计划

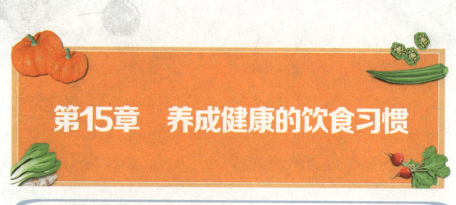

第15章　养成健康的饮食习惯

◎为什么是"一日三餐"

"一日三餐"的饮食习惯在人类历史上已经延续了数个世纪，主要基于生活方式、文化习惯以及身体健康的需求。从营养学的角度来看，均匀分布的三餐有助于维持稳定的血糖水平，避免因饥饿而导致的暴饮暴食。同时，适量的三餐摄入可以帮助身体充分吸收每餐中的营养成分，确保能量的稳定供应，促进新陈代谢。

现代研究表明，稳定的血糖水平对于预防慢性病，尤其是 2 型糖尿病和心血管疾病具有重要意义。一日三餐的模式可以帮助避免因血糖波动过大而引发的胰岛素抵抗，这对糖尿病患者尤为重要。此外，三餐的规律摄入能够帮助人体更有效地管理能量储备，避免

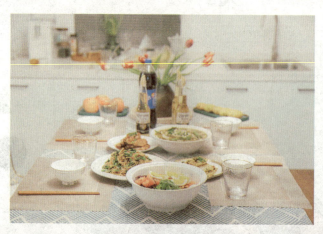

过度储存脂肪，降低肥胖的风险。

　　然而近年来，关于是否需要坚持"一日三餐"的讨论逐渐增多，尤其是在间歇性断食和少食多餐等饮食模式兴起的背景下。尽管这些饮食方式在某些情况下也显示出对健康的积极作用，但对于大多数人而言，保持日食三餐依然是最安全且易于执行的选择。特别是在中老年人和患有慢性疾病的人群中，三餐规律饮食有助于维持营养平衡和代谢稳定。因此，在日常生活中，遵循"一日三餐"的习惯，不仅能够帮助维持健康，还可以减少因饮食不规律而导致的健康问题。

◎反季节果蔬的食用安全

　　反季节水果和蔬菜近年来在全球范围内越来越普遍，许多人认为它们能够为全年提供多样化的营养。然而，反季节果蔬的食用安全性一直备受争议，主要问题集中在其种植过程中可能使用更多的农药、化肥以及其他催熟剂上。由于反季节果蔬通常需要在非自然条件下生长，如温室、控制光照和温度等环境，这增加了其生长周期中的人为干预。因此，有人担心反季节果蔬的营养成分可能不如当季产品，甚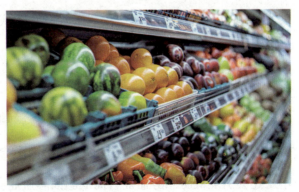至还可能含有对健康不利的化学残留。

从营养学角度来看，反季节果蔬的营养成分确实可能略低于当季产品。部分研究发现，反季节种植的蔬果可能因为生长周期缩短，导致维生素C、类胡萝卜素等抗氧化成分的含量降低。然而，这种差异通常并不显著，反季节果蔬依然可以提供丰富的维生素、矿物质和膳食纤维，是保持饮食多样性的重要来源。

为了确保反季节果蔬的食用安全，建议尽量选择有机种植或经过严格检测的产品。通过清洗和去皮可以有效减少农药和化肥的残留。此外，在全球供应链日益发达的今天，反季节果蔬大多来自不同气候条件的地区，这意味着它们可能并不是真正的"反季节"，而只是从另一个生长季节适宜的地区"进口"。因此，在摄取果蔬时，应更注重均衡和多样化，既要有当季产品，也可以适量选择反季节果蔬。

◎长期吃素未必健康

虽然吃素可以有效降低糖尿病、心脑血管疾病、肝胆疾病和癌症的发病风险，也可以减少便秘，减轻肝肾的代谢负担，但是严格地长期吃素对身体的坏处同样不容忽视。

1.胆固醇不足

胆固醇缺乏有可能导致免疫力低下，影响儿童智力发育。而胆固醇只存在于动物性食物中，植物性食物则不含胆固醇。另外，胆固醇不足还会引发低胆固醇血症，而低胆固醇血症会引发或加剧抑郁症。

2. 女性生育能力及性功能降低

有专家发现，女性素食者的生育能力及性功能低于非素食者。进一步研究还发现，女性长期吃素会破坏激素分泌，进而导致不孕。专家们呼吁，有生育意向的女性最好不要严格吃素，而孕妇则尤其不可以严格吃素。动物性食物中含有丰富的铁、

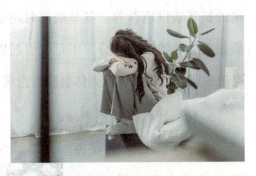

维生素、锌和蛋白质，食素则可能造成缺铁性贫血，不但影响孕妇本人，还会殃及胎儿。

3. 男性性功能障碍和生殖系统问题

长期素食的男性也会在一定程度上存在性功能障碍和生殖系统问题。一项调查结果显示，长期吃素的男性，早泄和性冷淡的比例明显高于非素食的同龄男性。

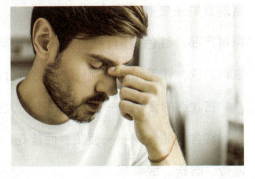

4. 蛋白质缺乏

蛋白质在人体内会被分解为身体必需的各种氨基酸，这些氨基酸主要存在于动物性食物中，植物性蛋白中只有大豆（包括黄豆、黑豆、青豆）蛋白可勉强看作优质蛋白。长期吃素食会导致人体摄入的蛋白

质不足，造成免疫力降低。

我们的肌肉、皮肤、毛发要维持正常功能也需要由蛋白质分解而来的氨基酸供应营养。氨基酸同时还是合成人体消化酶的原料，蛋白质缺乏会导致消化酶分泌不足，引起胃肠道不适。蛋白质摄入不足还会造成肌肉退化，以及人体脏腑蛋白质分解，导致身体素质下降。

5. 钙、铁、锌等元素缺乏

缺乏这些元素主要表现为容易出现骨质疏松、蛀牙，皮肤失去弹性，视力下降，抽筋等症状。含钙、铁、锌等元素比较丰富的食物主要有动物内脏、

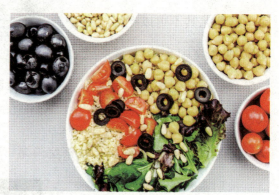

海鲜产品、红色瘦肉、血制品等。长期素食的人无法从上述食物中获取钙、铁、锌等元素，就只能考虑通过以下食物来补充。

富含钙的食物——核桃、花生、大豆、海带、芝麻、坚果等。

富含铁的食物——菠菜、西蓝花、樱桃、黄花菜、黑木耳、油菜、海带、蘑菇、紫菜等。

富含锌的食物——核桃、花生、苹果、白菜、枸杞、桑椹、人参、可可等。

6. ω-3 脂肪酸摄入不足

ω-3 脂肪酸是一类对人体健康非常重要的多不饱和脂肪酸，是很

好的血液血管清洁剂，号称"洗血之王"；也是很好的细胞抗衰老剂，被称为"细胞活力素"，可以预防动脉粥样硬化、高脂血症、冠心病、脑梗塞等疾病。ω-3脂肪酸还可以提高人体免疫力，保护肝脏、肾脏、韧带及皮肤。

ω-3脂肪酸有舒张血管、抗血小板聚集和抗血栓作用，还可以缓解关节炎的肿痛，减轻晨间的僵硬不适；可降低血液黏稠度，促进脑部血液循环，减少偏头痛发作的次数以及持续时间，减轻痛苦程度。中国营养学会发布了最新版的《中国居民膳食营养素参考摄入量（DRIs）》（2023），根据不同年龄层和人群进行营养素推荐，总的来说，中国居民成人ω-3脂肪酸推荐摄入量为250～2000毫克。

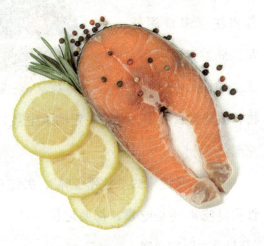

ω-3脂肪酸主要存在于深海鱼类、深色蔬菜、豆类和坚果中，素食者可以通过多吃坚果和海藻来补充ω-3脂肪酸。食用油中也含有一定量的ω-3脂肪酸，例如亚麻籽油、菜籽油、豆油、紫苏油等。

7. 维生素 B_{12} 缺乏

维生素 B_{12} 主要存在于肉、蛋、奶等动物性食物当中，植物性食物中的维生素 B_{12} 含量很少。缺乏维生素 B_{12} 主要表现为脑萎缩、月经不调、食欲不振、舌头溃疡、精神萎靡、健忘、抑郁、身体麻木等症状。儿童缺乏维生素 B_{12} 可能会出现情绪异常、表情呆滞、反应迟钝、爱睡觉等症状。

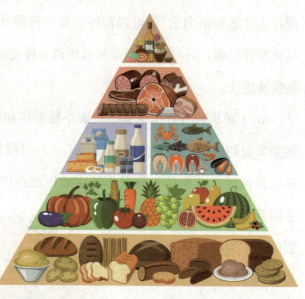

因此，素食主义者要注意多食用豆腐、豆豉、蘑菇等，豆类食物、发酵食物、菌菇类食物中，含有一定的维生素 B_{12}。或者摄入维生素 B_{12} 的补充剂。

吃素不是健康的"免死金牌"，关键在于均衡搭配和科学选择。不管你是吃肉还是吃素，都要记住一点：多样化饮食才是让你的身体"开足马力"的秘密。

◎细嚼慢咽的好处

细嚼慢咽不仅是一种良好的饮食习惯，更是被现代科学验证的健康饮食方式。研究表明，细嚼慢咽有助于改善消化功能，控制体重、增强饱腹感，并提高营养素的吸收率。当食物在口腔中被充分咀嚼时，唾液中的消化酶能够更好地分解食物中的碳水化合物，促进食物在胃肠道中的消化吸收。咀嚼的时间越长，食物被消化的过程就越顺畅，减少了消化不良、胀气等问题的发生。

此外，细嚼慢咽还能有效控制进食量，帮助管理体重。当我们慢慢吃饭时，大脑有足够的时间接收到胃部发出的饱腹信号，防止过度进食。研究发现，快速进食的人更容易摄入过多的热量，导致体重增加，而慢速进食则可以帮助减少摄入量，避免肥胖。因此，养成细嚼慢咽的习惯，对于控制体重和预防肥胖具有积极作用。

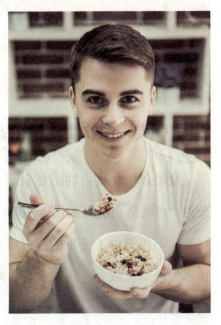

细嚼慢咽的另一个好处是能够提高食物的营养吸收率，帮助减轻胃肠负担，尤其对胃肠功能较弱的人群有益。充分咀嚼食物能够使其分解得更加彻底，胃肠道更容易吸收其中的营养成分，特别是维生素和矿物质。因此，在日常饮食中，建议每口食物至少咀嚼 15 ~ 20 次，确保食物被充分分解，为身体提供最佳的营养支持。

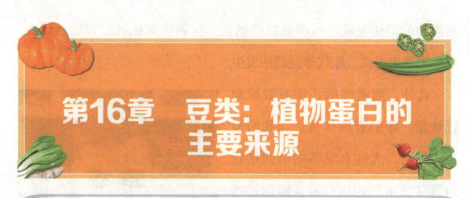

第16章　豆类：植物蛋白的主要来源

◎豆类：植物蛋白质的高效供能站

　　豆类是植物蛋白的主要来源之一，因其营养丰富且能量密集，被誉为"植物蛋白的高效供能站"。豆类如黄豆、黑豆、红豆、扁豆、豌豆等，不仅提供了充足的蛋白质，还富含膳食纤维、维生素、矿物质和多种抗氧化成分，是素食者、减肥人群以及追求健康饮食的人们的理想选择。

　　植物蛋白不同于动物蛋白，豆类的蛋白含量不仅能够满足人体的日常需求，还不含有饱和脂肪酸和胆固醇。豆类中的蛋白质含量一般

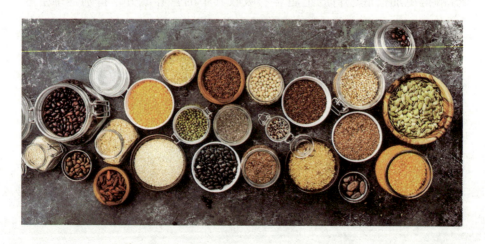

为20%～30%，特别是黄豆，蛋白质含量高达35%左右，因此豆类成为素食者的绝佳蛋白质来源。此外，豆类还含有丰富的氨基酸，虽然不像动物蛋白质那样提供完全的必需氨基酸，但通过合理搭配谷物等食物，可以实现全方位的氨基酸供应，满足人体的营养需求。

除了高蛋白，豆类的膳食纤维含量同样丰富。纤维能够帮助肠道健康，促进消化，同时还能控制血糖和胆固醇水平。豆类中的纤维能够减缓碳水化合物的吸收，特别适合糖尿病患者食用。此外，豆类还含有丰富的抗氧化物质，如异黄酮、皂苷等，这些成分不仅能帮助预防癌症，还具有抗炎和调节激素的作用。

◎豆类蛋白 vs 动物蛋白，谁更胜一筹

豆类蛋白和动物蛋白在提供蛋白质的功能上各有优势，但在健康影响和可持续性方面，豆类有着显著的优势。动物蛋白质，如红肉、禽肉和鱼类，通常被认为是高质量的蛋白质来源，因为它们含有所有人体必需的氨基酸。然而，动物蛋白通常伴随着高量的饱和脂肪酸和胆固醇，这些成分长期摄入，会促进体内炎症反应，加重心血管负担。尤其是红肉和加工肉类，已被证明会增加患心血管疾病、某些癌症

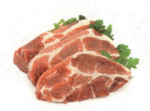
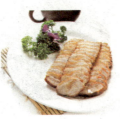
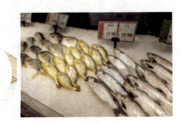

（如结直肠癌）和 2 型糖尿病的风险。

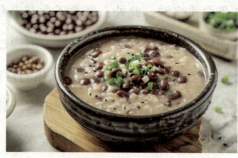
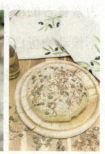

相比之下，豆类中的植物蛋白几乎不含饱和脂肪酸和胆固醇，富含膳食纤维和抗氧化物质。虽然植物蛋白的氨基酸构成不像动物蛋白那样完整，但通过合理的食物搭配，可以提供与动物蛋白相似的氨基酸组合。例如，将豆类与全谷物食品（如糙米、藜麦）结合，可以弥补氨基酸的不足。

◎科学搭配，提高蛋白质吸收率

虽然豆类富含植物蛋白，但要实现营养吸收的最大化，科学搭配是关键。豆类中虽然含有多种氨基酸，但某些必需氨基酸（如蛋氨酸和赖氨酸）含量相对较低，因此将豆类与富含这些氨基酸的食物搭配食用，可以有效提高蛋白质的利用率和吸收效果。

例如，豆类与谷物搭配是经典的"互补蛋白质"组合。豆类中的赖氨酸含量丰富，而谷物中的蛋氨酸含量较高，二者

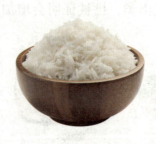
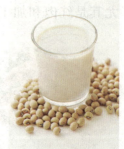

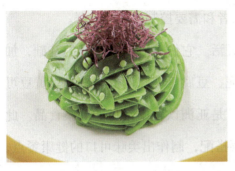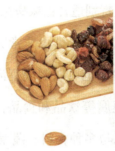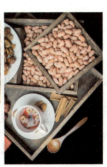

结合能够形成一个完整的氨基酸谱，从而补足单一食物的不足。例如，黄豆和米饭的组合就是一种极好的互补蛋白质组合，适合素食者和蛋白质摄入不足的人群。这种搭配不仅能提高蛋白质的吸收率，还能为身体提供更多的能量和营养支持。

除了谷物外，豆类还可以与坚果、种子类食物一起搭配食用。坚果类食物富含健康脂肪和矿物质，能够帮助豆类中的蛋白质更好地被身体吸收。富含维生素 C 的食物，如柑橘类水果和番茄，也能促进豆类中铁的吸收，避免因植物性铁吸收效率较低而引发的贫血问题。

◎低热量高蛋白，健康美味两不误

对于那些希望控制体重或保持健康饮食的人来说，豆类是理想的低热量高蛋白食材。豆类的热量含量相对较低，但其蛋白质含量丰富，每 100 克煮熟的豆类含有 7 ~ 10 克蛋白质，而热量仅为 110 ~ 150 千卡，这使它们成为一种低热量、高营养的选择。

豆类含有丰富的膳食纤维，能够延长饱腹感，减少食物的摄入量。此外，豆类的脂肪含量（尤其是饱和脂肪）低，升糖指数低，有助于控制血糖水平，特别适合糖尿病患者和需要控制血糖的人群。

　　在烹饪方式上，豆类也非常灵活。它们可以作为沙拉的基础，加入汤品或炖菜中，也可以制成豆泥、豆腐等美味的健康食品。黄豆可以制成豆浆、豆腐等饮品和食品，是亚洲饮食中常见的健康食品。此外，豆类还可以与多种香料、蔬菜搭配，制作出美味可口的健康餐点，在满足口味需求的同时，保持低热量、高蛋白的饮食结构。

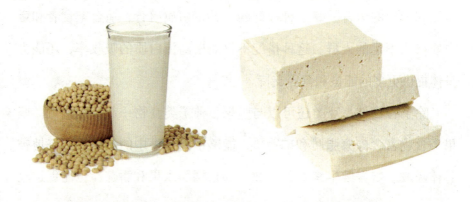

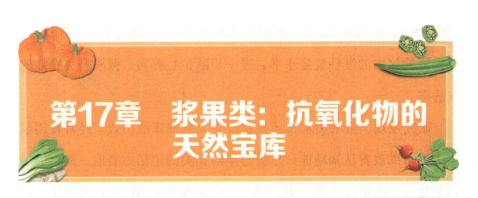

第17章 浆果类：抗氧化物的天然宝库

◎揭秘浆果健康守护的秘密

浆果类水果，如蓝莓、草莓、覆盆子、黑莓等，被誉为抗氧化物的天然宝库，不仅味道鲜美，还是多种健康营养成分的重要来源。研究表明，浆果类水果富含维生素 C、维生素 K、膳食纤维，以及强效的抗氧化物质如花青素、类黄酮和多酚类化合物，这些成分能够帮助对抗体内自由基，预防多种慢性疾病。

浆果中的抗氧化物质能够帮助结合体内的自由基，减少氧化应激的发生。自由基是一种不稳定的分子，会攻击细胞，导致细胞损伤，加速衰老并增加癌症和心血管疾病的发生风险。花青素是浆果中最显著的抗氧化物质，它不仅赋予浆果鲜艳的颜色，还能保护细

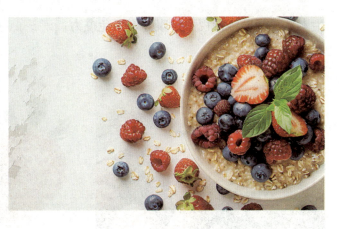

胞免受自由基的攻击。而类黄酮和多酚类物质可以通过调节炎症反应，帮助降低体内的慢性炎症水平，进一步减少心脏病、糖尿病和癌症的发病率。

研究发现，浆果类水果还具有改善大脑健康的功效。经常食用浆果能够帮助改善认知功能，延缓与年龄相关的记忆力衰退。蓝莓中的抗氧化成分能够促进神经细胞修复，增强大脑中的信号传递功能。因此，日常摄入浆果不仅能促进身体健康，还能保持头脑敏锐。

◎不同颜色背后的抗氧化奥秘

浆果的颜色不仅决定了它们的外观，还代表了不同的抗氧化能力。不同颜色的浆果类水果富含不同类型的抗氧化物质，这些抗氧化物质在保护身体健康方面各具特色。

橙黄色浆果，如树莓和野生橙子，富含类胡萝卜素，这是一类能够提高免疫功能的抗氧化物质。类胡萝卜素在进入人体后可转化为维生素 A，帮助维持视力健康并增强免疫力。

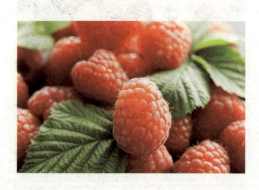
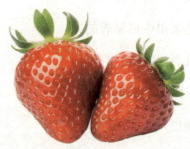

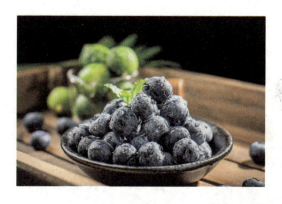
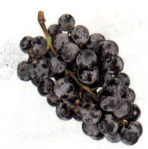

红色浆果，如草莓和覆盆子，富含鞣花酸，这种成分已被证实能够抑制癌细胞生长，并且具有抗炎作用。

深紫色的蓝莓和黑莓富含花青素，这种强效的抗氧化物质能够保护血管，减少动脉硬化的发生。

黑色的黑加仑和黑莓中则含有丰富的维生素 C，有助于增强免疫系统的功能，促进胶原蛋白的生成，保持皮肤的弹性和健康。

不同颜色的浆果各自含有独特的抗氧化物质，因此，日常饮食中摄入多种颜色的浆果可以为身体提供多重抗氧化保护。多样化的浆果摄入不仅能平衡营养，还能通过不同的抗氧化机制帮助预防多种疾病。

◎酸甜诱人的浆果甜品

除了作为日常水果零食，浆果还是制作美味甜品的理想原料。天然的酸甜口感和丰富的营养价值，使其成为健康甜品的完美选择。无论是添加在酸奶中、制成果汁还是做成烘焙食品，浆果都能为甜品增

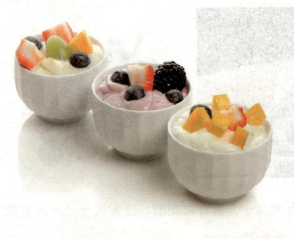

加口感和营养。

浆果可以作为低热量甜品的天然糖分替代品。例如，在酸奶或燕麦中加入新鲜的草莓、蓝莓，不仅能增强风味，还能提供丰富的维生素和抗氧化物质。相比于传统的高糖甜点，浆果甜品在满足口腹之欲的同时保持低热量，有助于控制体重。

浆果还可以用作蛋糕和烘焙食品的天然装饰。浆果的鲜艳颜色和自然甜味能够为甜品增色添香，而它们的高纤维和抗氧化特性还能提高甜品的健康指数。例如，使用蓝莓、黑莓作为蛋糕的装饰，既能提高视觉效果，又能增强营养价值。

浆果还可以制成浆果饮品，不仅保留了浆果原有的鲜美风味和丰富营养，如维生素 C、抗氧化物质及膳食纤维，还能为日常饮食增添一抹清新与活力。这些饮品既可以直接饮用，享受其纯粹的果香与自

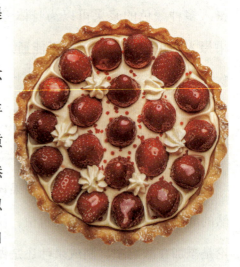

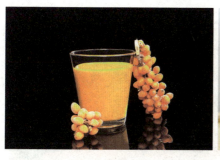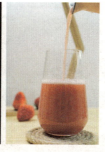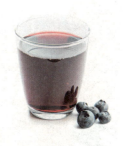

然的甘甜，还可以作为调制鸡尾酒或健康冰沙的基底，创造出更多元化的口感与风味体验。无论是炎炎夏日里的冰爽解渴，还是冬日里的一杯暖身饮品，浆果饮品都是不可多得的健康美味选择。

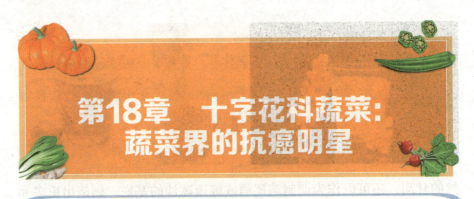

第18章 十字花科蔬菜：蔬菜界的抗癌明星

◎十字花科蔬菜的抗癌活性成分

十字花科蔬菜如西蓝花、甘蓝、花椰菜、芥蓝等，被誉为蔬菜界的抗癌明星。这类蔬菜富含多种活性成分，其中最具抗癌作用的成分包括萝卜硫素、吲哚–3–甲醇和异硫氰酸酯等。这些化合物在体内能够通过多种机制抑制癌细胞生长，诱导癌细胞凋亡，减少炎症反应，发挥抗癌效果。

萝卜硫素是十字花科蔬菜中特有的抗氧化和抗炎成分，它能够激活体内的抗氧化防御系统，增强谷胱甘肽过氧化物酶和超氧化物歧化

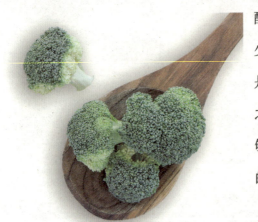

酶的活性，结合自由基，减少细胞的氧化损伤。自由基是导致癌症发生的主要因素之一，而萝卜硫素的作用能够有效保护细胞，预防癌变的发生。

十字花科蔬菜中的异硫

氰酸酯类物质还能够通过抑制炎症信号通路，减少体内的慢性炎症，进而降低患癌的风险。慢性炎症是癌症的潜在风险因素，而通过摄入十字花科蔬菜，可以帮助调节体内的炎症反应，从根源上预防多种癌症的发生，特别是乳腺癌、肺癌和结直肠癌等癌症。

◎科学搭配，提升抗癌力

虽然十字花科蔬菜本身具有显著的抗癌作用，但通过科学的食物搭配，可以进一步提升其抗癌效果。将十字花科蔬菜与其他富含抗氧化物质和膳食纤维的食物结合食用，可以增强其抗癌能力。例如，西蓝花与富含维生素C的红甜椒、番茄搭配，不仅增加菜肴的营养价值，还能提升人体对十字花科蔬菜中活性成分的吸收和利用率。

维生素C可以促进萝卜硫素的形成，从而增强十字花科蔬菜的抗癌效力。此外，摄入富含 ω−3 脂肪酸的食物，如三文鱼、亚麻籽等，与十字花科蔬菜一起食用，有助于减少体内的炎症反应，进一步降低患癌风险。这种组合能够通过双重抗炎机制，提供更全面的癌症预防效果。

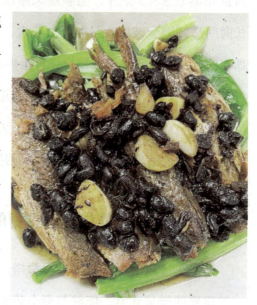

◎如何保留十字花科蔬菜的抗癌成分

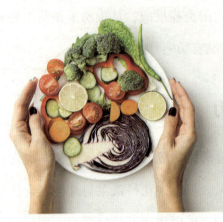

烹饪方式对十字花科蔬菜的抗癌成分有显著影响。研究表明，长时间高温烹调会破坏十字花科蔬菜的部分活性成分，如萝卜硫素和异硫氰酸酯。因此，要想最大限度保留这些抗癌成分，建议采用短时间的蒸煮、快速翻炒等烹饪方法。

蒸煮是保存十字花科蔬菜抗癌成分的最佳方式之一。研究发现，西蓝花蒸煮 3 ~ 5 分钟，能够最大限度地保持其抗癌成分，而煮沸或长时间烹调则会破坏大量的萝卜硫素。此外，也可以通过生食的方式，如将西蓝花、甘蓝等做成沙拉，直接摄取其中的活性成分。

另外，切碎十字花科蔬菜后静置几分钟，能够激活其中的酶促反应，促进抗癌成分的生成。因此，在烹饪前先将蔬菜切碎或剁细，稍作静置后再进行烹调，可以增强蔬菜的抗癌作用。

◎十字花科蔬菜与其他食材的抗癌组合

十字花科蔬菜可以与多种食材搭配，形成强大的抗癌组合。硒是一种重要的微量元素，能够与萝卜硫素协同作用，十字花科蔬菜与富

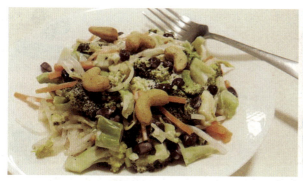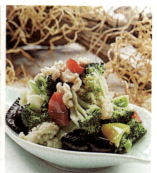

含硒的食物（如巴西坚果）的组合能够增强抗氧化能力，提升抗癌效果。

十字花科蔬菜与姜黄、黑胡椒搭配食用，也能增强抗癌效果。姜黄中的姜黄素具有强效的抗炎和抗氧化作用，而黑胡椒中的胡椒碱能够帮助提高姜黄素的生物利用率。将这三者结合，可以形成强大的抗癌组合，有效减少体内的炎症反应，增强抗癌防护。

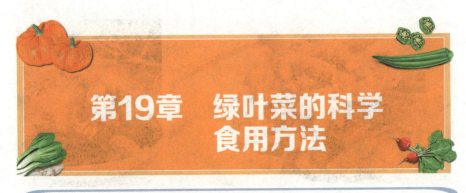

第19章 绿叶菜的科学食用方法

◎为什么绿叶菜是高效营养来源

绿叶菜被广泛认为是有效的营养来源之一，特别是对那些关注健康饮食和慢性疾病预防的人群来说。

绿叶菜包括菠菜、羽衣甘蓝、瑞士甜菜、白菜等，这些蔬菜富含多种维生素、矿物质、纤维素以及植物化学物质。

首先，绿叶菜是维生素 K 的主要来源之一，这种维生素在维持血液凝固和骨骼健康中扮演重要角色。足够的维生素 K 摄入有助于促进钙质吸收，减少骨质疏松的风险，特别是对老年人而言，维生素 K 是骨骼健康的守护者。

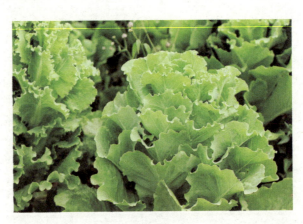

其次，绿叶菜中含有大量的抗氧化物质，如 β - 胡萝卜素、叶黄素和玉米黄质，这些物质能够保护视力，预防黄斑变性和其他视力退化问题。

再次，绿叶菜还富含膳食纤维，这对于维持消化系统的健康至关重要。膳食纤维能够促进肠道蠕动，帮助预防便秘，还能降低心血管疾病的发生风险。纤维的作用不仅限于促进消化，还能够帮助调节血糖水平，降低胆固醇，从而预防 2 型糖尿病和心脏病等慢性疾病的发生。

最后，绿叶菜中含有丰富的植物化学物质，如类黄酮和多酚，这些物质具有抗炎、抗氧化和抗癌作用。多项研究表明，经常摄入绿叶菜的人群患上某些癌症的风险显著降低，如乳腺癌、结肠癌和胃癌等。

因此，绿叶菜不仅是一种营养丰富的食物，还在疾病预防中发挥重要作用。

◎绿叶菜如何抵御自由基损害

绿叶菜中的抗氧化成分，如维生素 C、维生素 E、类胡萝卜素和黄酮类物质，能够有效中和体内的自由基，减少氧化应激带来的细胞损伤。自由基是一种不稳定的分子，它们通过破坏细胞的 DNA、蛋白质和脂质，引发慢性炎症，进而导致多种慢性疾病，包括心血管疾病、癌症和糖尿病等。

维生素 C 是一种强效的抗氧化物质，能够帮助人体中和自由基，减少氧化应激引发的细胞损伤。它还在胶原蛋白的生成中起重要作用，帮助保持皮肤和血管的健康。此外，维生素C还有助于增强免疫功能，抵御感染和疾病。

维生素E同样是强效的抗氧化物质，它在保护细胞膜免受氧化损伤方面发挥着关键作用。特别是在脂溶性环境中，维生素E能够有效防止脂质过氧化，保护细胞免受自由基的侵害。研究表明，摄入足够的维生素E能够帮助降低心血管疾病和某些癌症的风险。

除了维生素之外，绿叶菜中的类胡萝卜素（如β-胡萝卜素、叶黄素和玉米黄质）也是重要的抗氧化物质。β-胡萝卜素有助于保护眼睛，预防黄斑变性和白内障等老年性视力问题。叶黄素和玉米黄质能够过滤蓝光，减少光线对视网膜的损害，从而保护眼睛健康。

◎如何挑选最新鲜的绿叶菜

为了最大化获取绿叶菜的营养，选择新鲜的蔬菜是关键。新鲜的绿叶菜通常颜色深绿、富有光泽，叶片坚挺而无枯萎或变色的迹象。叶片越绿，意味着其中的叶绿素含量越高，这不仅带来浓郁的风味，还暗示着其营养密度较高。

挑选绿叶菜时，首先要看叶片是否有损伤或腐烂的痕迹，尤其是叶片边缘是否有褐色或黑色斑点。这些斑点表明蔬菜已经开始老化或受到病虫害的侵袭。此外，还要检查叶柄部分是否鲜嫩，是否有变黄或变软的现象，叶柄越坚硬、越脆，表明蔬菜越新鲜。

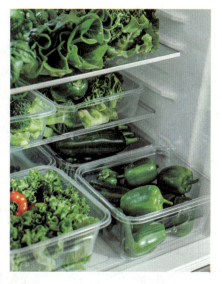

为了确保绿叶菜在最优质的状态下被食用，建议尽量选择当地季节性出产的蔬菜。季节性蔬菜不仅价格便宜，而且由于运输时间短，通常比反季节的"进口"蔬菜更新鲜。购买有机绿叶菜也是一种不错的选择，因为有机种植方法通常使用更少的农药和化肥，有助于保持蔬菜的天然营养成分。

为了保持绿叶菜的新鲜度，存储方式也十分重要。建议将绿叶菜放在冰箱的蔬菜保鲜区，并用湿纸巾或透气性较好的袋子包裹，以防止水分流失和过度干燥。这样可以延长绿叶菜的保存期，确保在食用时仍能保持新鲜和营养。

◎如何烹饪才能最大化保留绿叶菜的营养

烹饪方式对绿叶菜的营养保留有着重要影响。研究表明，长时间高温烹调会破坏绿叶菜的部分营养成分，尤其是水溶性维生素，如维生素 C 和 B 族维生素。

蒸煮是一种保留绿叶蔬菜营养的烹饪方法。通过短时间蒸煮，可

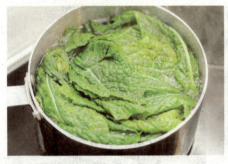
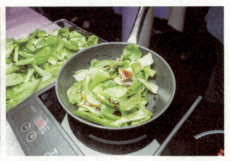

以最大限度保留绿叶菜中的维生素和矿物质。研究表明，蒸煮 3～5 分钟是最理想的烹调时间，这不仅能使蔬菜熟透，还能避免营养成分的过度流失。

快速翻炒也是一种能够保留绿叶菜营养的好方法。通过快速高温的烹饪方式，能够在短时间内使绿叶菜熟透，同时保留其中的大部分维生素和抗氧化物质。此外，搭配适量的健康油脂（如橄榄油、椰子油）一起翻炒，能够帮助脂溶性维生素（如维生素 A 和维生素 K）更好地吸收。

除了烹饪方式，绿叶菜的切割方式也会影响营养的保留。建议在烹饪前将绿叶菜切割或撕成小块，而不是提前处理太长时间，因为过早切割会导致营养成分暴露在空气中，加速氧化和流失。

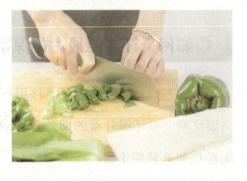

通过合理的烹饪方法，能够最大限度地保留绿叶菜的营养成分，使其成为健康饮食中重要的组成部分。

◎绿叶菜与蛋白质的完美结合

绿叶菜不仅营养丰富，还可以与蛋白质类食物完美搭配，形成营养均衡的饮食。很多人认为蛋白质主要来自肉类或乳制品，但实际上，通过科学搭配绿叶菜与植物或动物蛋白，可以获得高效的营养补充。

例如，菠菜和鸡蛋的组合就是一种经典的搭配。菠菜富含铁，而鸡蛋中的蛋白质和健康脂肪能够帮助铁的吸收。此外，菠菜中的维生素 K 也可以与蛋白质一起帮助增强骨骼健康。

另一种经典的组合是甘蓝和藜麦。藜麦是一种富含完整蛋白质的植物性食物，含有所有必需氨基酸，而甘蓝中的纤维和维生素 C 则能够促进蛋白质的消化和吸收。

在这些搭配中，绿叶菜不仅为饮食提供了丰富的维生素和矿物质，还通过与蛋白质类食物的协同作用，让营养成分更好地被吸收。例如，

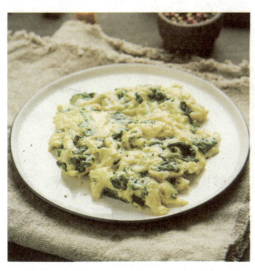
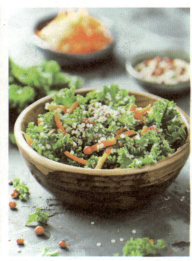

羽衣甘蓝与富含 ω-3 脂肪酸的三文鱼搭配，形成了既富含优质蛋白，又有丰富抗氧化物质的膳食组合。这种搭配不仅有助于增强免疫功能，还能帮助降低炎症反应，保护心血管健康。

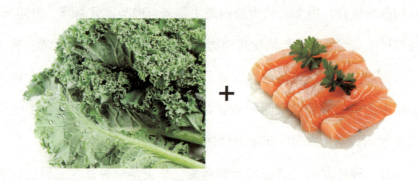

此外，植物蛋白与绿叶菜的搭配也非常有益。例如，羽衣甘蓝和豆类的组合既能补充植物蛋白，又富含膳食纤维和多种微量元素，能够帮助控制血糖水平，并保持肠道健康。对于素食者而言，这种搭配可以替代动物蛋白，提供丰富的蛋白质和完整的营养成分。

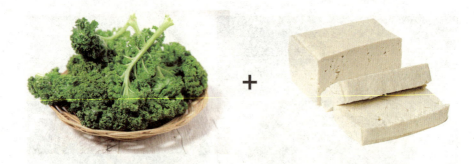

绿叶菜与蛋白质的搭配不仅能够提高蛋白质的吸收利用率，还能通过多种营养元素的相互作用，帮助维持身体的健康平衡。

◎确保每日绿叶菜摄入量

绿叶菜是饮食中重要的营养来源，但要确保每天摄入足够的绿叶菜，对于很多人来说可能是一个挑战。为了帮助大家更容易地将绿叶菜纳入日常饮食，以下是一些实用的指南和建议，确保每日绿叶菜摄入量。

1. 设定明确的每日目标是关键

根据营养学专家的建议，成年人每天应摄入 150～300 克绿叶蔬菜。为确保达成这一目标，建议在每餐中都加入绿叶菜，可以是沙拉、配菜，或者将其加入主菜中。

2. 多样化烹饪方式，让绿叶菜的摄入更丰富

很多人因为单调的烹饪方式而减少了对绿叶菜的兴趣，因此，通过不同的烹饪方法，如炒、蒸、烤，甚至将其加入果昔或果汁中，能让绿叶菜变得更有吸引力。例如，早餐可以在鸡蛋卷中加入菠菜或羽衣

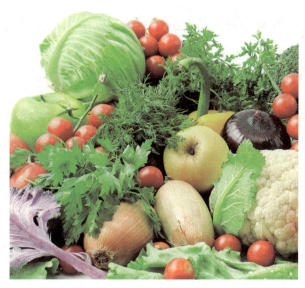

甘蓝，午餐时可以准备一份含有生菜、菠菜、羽衣甘蓝的丰盛沙拉，晚餐则可以在烤菜或炒菜中加入西蓝花或其他绿叶蔬菜。这样的安排不仅可以保证每日的摄入量，还能让饮食更为多样化。

3.借助现代工具来跟踪绿叶菜的摄入

如今有许多与健康饮食相关的手机应用，可以帮助用户记录每天的食物摄入，确保达到每日推荐的绿叶菜摄入量。通过这些工具，不仅可以记录绿叶菜的摄入量，还能帮助规划未来的膳食，确保长期保持良好的饮食习惯。

4.保持饮食的灵活性也非常重要

虽然建议每天摄入绿叶菜，但有时难免会有摄入不足的情况出现。因此，饮食需要保持一定的灵活性，例如，某天摄入不足，可以在之后几天多摄入一些绿叶菜，达到每周的总目标。重要的是，确保在长期饮食中摄入足够的绿叶菜，以便为身体提供足够的维生素、矿物质和抗氧化物质支持。

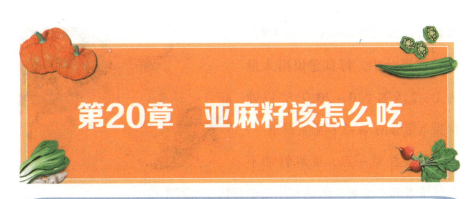

第20章　亚麻籽该怎么吃

◎亚麻籽的直接摄入方式

亚麻籽是一种营养丰富的超级食物，因其富含 ω–3 脂肪酸、膳食纤维和木酚素，近年来受到越来越多的关注。直接摄入亚麻籽是一种简单而且有效的方式，尤其是将其加入每日饮食中，能够为身体提供必要的脂肪酸和抗氧化物质。然而，为了最大化其营养价值，了解如何正确摄入亚麻籽至关重要。

生亚麻籽有坚硬的外壳，人体难以完全消化，因此将亚麻籽磨碎后食用是提高营养吸收的关键。磨碎的亚麻籽更易于释放其中的 ω–3

脂肪酸和其他有益成分。可以选择购买预先磨碎的亚麻籽粉，也可以在家中用咖啡研磨机或食物处理器将其磨成粉末。磨碎的亚

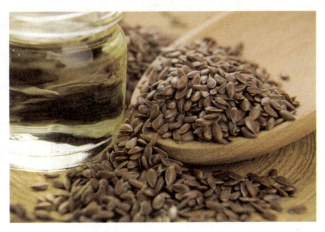

麻籽可以直接加入酸奶、燕麦粥、沙拉或果汁中，每日建议摄入量为 1 ~ 2 汤匙（10 ~ 20 克），以确保摄入足够的 ω–3 和膳食纤维。

但要注意一点，亚麻籽油不含纤维素和木酚素，因此不能完全替代亚麻籽本身。

◎避免高温破坏亚麻籽的营养成分

亚麻籽中的 ω–3 脂肪酸对高温非常敏感，因此在处理和烹饪亚麻籽时，需要特别注意温度控制，以避免破坏其营养成分。研究表明，当温度超过 120℃时，亚麻籽中的 ω–3 脂肪酸会发生氧化，从而降低其健康效益。因此，避免使用高温烹饪亚麻籽是保持其营养价值的关键。

建议将亚麻籽作为冷食或添加到温度较低的食品中，如沙拉、奶

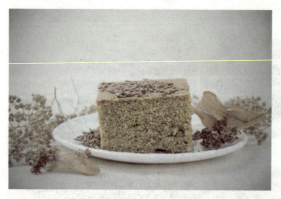

昔、果汁或冷盘等。如果需要将亚麻籽用于烘焙，最好选择低温烘焙，确保烹饪温度不超过120℃，或者在烘焙完成后再撒上磨碎的亚麻籽作为装饰。

◎如何将亚麻籽融入面包与甜点

亚麻籽不仅可以直接食用，还可以作为烘焙食品中的健康替代成分，广泛应用于面包、蛋糕和其他甜点的制作中。由于亚麻籽含有丰富的膳食纤维和健康脂肪，能够在不影响口感的前提下提升食品的营养价值。

在面包和甜点制作中，亚麻籽可以作为鸡蛋的替代品，尤其适合素食者或想要减少胆固醇摄入的人群。将 1 汤匙磨碎的亚麻籽与 3 汤匙水混合，静置几分钟后，形成类似鸡蛋的凝胶状物质，这种混合物可以替代烘焙中的 1 个鸡蛋，帮助面团结合。此外，亚麻籽还能够增加面包的口感和湿润度，使其更加松软。

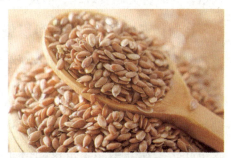

在制作饼干、蛋糕或松饼时，亚麻籽粉也可以部分替代面粉。通常建议用 10% ~ 20% 的亚麻籽粉替代普通面粉，不仅增加了膳食纤维含量，还能提供更丰富的 ω–3 脂肪酸。而且，亚麻籽还具有天然的坚果风味，能够为甜点增添独特的口感。

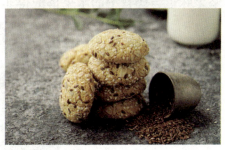

通过这种方式，亚麻籽不仅丰富了烘焙食品的营养，还提供了素食者和健康饮食者的多种可能性。将亚麻籽融入烘焙食品中，不仅提

升了食品的健康指数，还能增加其多样化和风味。

◎亚麻籽奶昔与果汁的健康搭配

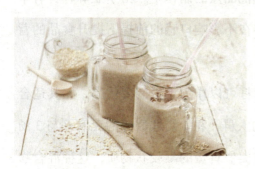

亚麻籽与奶昔或果汁的搭配是一种极为方便且营养丰富的食用方式。由于亚麻籽粉易于与液体混合，且几乎不影响果汁或奶昔的口感，因此成为

许多健康饮品的理想配料。亚麻籽奶昔可以帮助提高 ω–3 脂肪酸的摄入量，同时补充膳食纤维，有助于维持消化系统的健康。

在制作亚麻籽奶昔时，可以将 1~2 汤匙磨碎的亚麻籽加入含有香蕉、浆果、绿叶菜和牛奶或植物奶的混合物中，这样不仅能增加奶昔的口感，还能提供丰富的营养。此外，亚麻籽中的膳食纤维能够帮助延长饱腹感，使其成为早餐或健康零食的理想选择。亚麻籽的天然坚果味道与奶昔中的水果搭配得非常好，既能丰富风味又能增强健康效益。

同样地，亚麻籽还可以加入果汁中，尤其是用蔬菜水果榨成的混合汁。亚麻籽中的纤维能够帮助调节血糖水平，

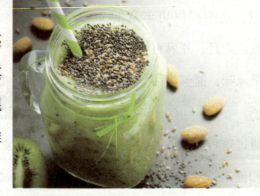

防止果汁中的天然糖分引起血糖波动。每日饮用含有亚麻籽的奶昔或果汁，不仅能够为身体提供必要的 ω–3 脂肪酸，还能有效促进消化系统的健康。

◎亚麻籽提升沙拉口感与营养

沙拉是健康饮食的重要组成部分，而通过添加亚麻籽可以进一步提升其营养价值和口感。亚麻籽的微脆质感和坚果风味能够为沙拉增添层次感，同时其丰富的营养成分可以增强沙拉的健康效作。

在沙拉中添加磨碎的亚麻籽是一种简单而有效的方式。可以将 1～2 汤匙磨碎的亚麻籽撒在蔬菜、蛋白质或谷物类沙拉上，无须额外的准备步骤。由于亚麻籽本身味道温和，因此几乎不会改变沙拉的原本风味，却能为其增加 ω–3 脂肪酸、纤维和木酚素的含量。此外，亚麻籽中的膳食纤维能够增加沙拉的饱腹感，使其成为减肥或健康饮食

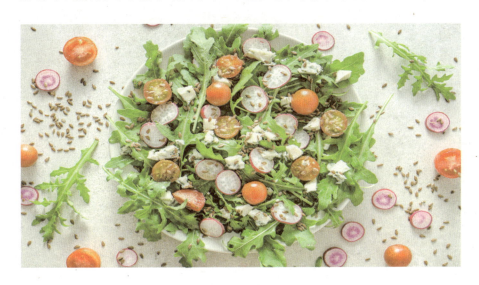

的理想选择。

　　另外，也可以将亚麻籽加入自制的沙拉酱中，既能增加营养密度，又能提升口感。无论是柠檬油醋沙拉酱还是奶油类沙拉酱，亚麻籽都能很好地与其他成分融合，带来细腻的口感。

　　通过在沙拉中加入亚麻籽，不仅增加了其营养价值，还能提供多样化的口感，让沙拉成为更美味且富有营养的健康餐食。

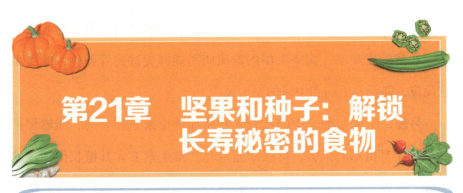

第21章　坚果和种子：解锁长寿秘密的食物

◎坚果和种子与长寿的关联

坚果和种子类食品因其丰富的营养成分与健康益处，被越来越多的人视为"长寿食物"。研究表明，定期摄入坚果和种子类食品能够显著降低心血管疾病、糖尿病和某些癌症的风险，从而延长寿命。坚果和种子如杏仁、核桃、南瓜子和亚麻籽，不仅是植物蛋白的优质来源，还富含健康脂肪、膳食纤维、维生素和矿物质。

坚果中的单不饱和脂肪酸和多不饱和脂肪酸，特别是 ω–3 脂肪酸，能够有效降低血液中的胆固醇水平，防止动脉硬化的发生。大量

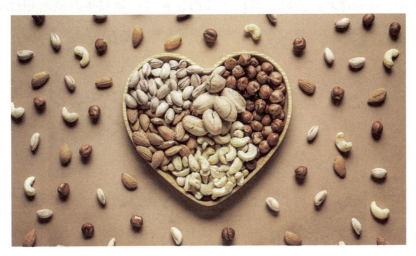

的流行病学研究表明，定期食用富含不饱和脂肪酸的坚果能够有效减少冠心病的发病率。而坚果中的健康脂肪能够促进血管弹性，减少炎症反应，降低心脏病和中风的发生风险。

另外，坚果和种子中的抗氧化物质如维生素 E 和多酚，能够保护细胞免受自由基的损害，延缓细胞老化。维生素 E 尤其擅长保护皮肤细胞，帮助保持皮肤的弹性和年轻状态。坚果与种子的纤维含量也非常丰富，能够改善消化功能，帮助降低 2 型糖尿病的发病风险。

◎如何选择优质的坚果和种子

选择优质的坚果和种子不仅能够确保其营养价值，还能避免摄入不必要的添加物和有害成分。在选择坚果和种子时，首先要避免加工过度的产品。许多市售的坚果和种子在加工过程中会加入大量的盐、糖或油脂，这些添加物会增加热量和不健康的脂肪摄入，从而抵消其本身的健康益处。因此，选择未经调味或仅轻微调味的坚果和种子，

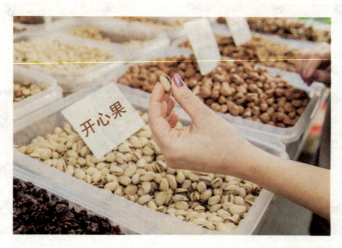

能够最大化其营养价值。

优质的坚果应当是新鲜的，避免选择油炸或加糖的品种。油炸坚果由于经过高温处理，容易导致其中的不饱和脂肪酸氧化，降低营养价值。此外，尽量选择原味的坚果和种子，避免有糖浆或蜂蜜涂层的产品。糖分的过量摄入会增加体重，并提高患糖尿病的风险。

对于种子类食品，如亚麻籽、奇亚籽和南瓜子，选择有机品种能够减少农药残留的风险。种子类食品可以通过冷藏或冷冻保存，避免氧化或变质。特别是亚麻籽，由于其含有大量的 ω–3 脂肪酸，容易在空气中氧化，因此需要存放在阴凉、干燥的地方，或者在购买后磨碎并尽快食用。

◎坚果和种子的食用方法与搭配

坚果和种子的食用方法多种多样，可以轻松融入日常饮食中。例如，将坚果和种子作为零食食用是一种简单便捷的方式。在下午或饭后，适量食用一把坚果（约 30 克）能够提供持久的能量，满足身体对蛋白质和健康脂肪的需求。

此外，坚果和种子还可以作为多

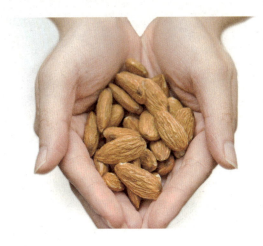

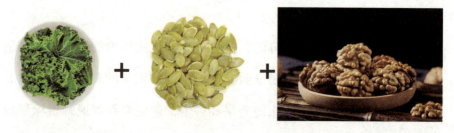

种菜肴的配料。将核桃、杏仁或南瓜子加入沙拉中，不仅增加了口感，还为菜肴提供了丰富的 ω–3 脂肪酸和抗氧化成分。也可以将坚果与水果或酸奶搭配食用，形成美味的健康早餐。亚麻籽和奇亚籽还可以加入奶昔、果汁或燕麦粥中，增加膳食纤维和健康脂肪的摄入。

在烘焙中，坚果和种子也可以作为低热量、低碳水化合物的替代品。将磨碎的坚果作为面粉替代品，可以制作健康的无麸质面包或饼干。而亚麻籽和奇亚籽混合水后形成的凝胶状物质，可以替代蛋类用于烘焙，适合素食者或想要减少胆固醇摄入的人群使用。

通过多样化的食用方法，坚果和种子不仅能够提高饮食的营养价值，还能丰富口感，帮助实现健康和长寿的目标。

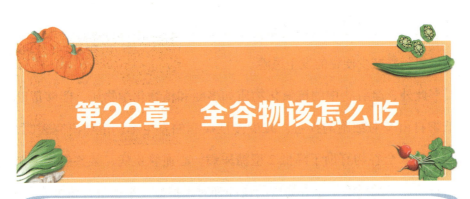

第22章　全谷物该怎么吃

◎营养密集的食物

全谷物被广泛认为是健康的碳水化合物来源之一，因其富含膳食纤维、维生素、矿物质和抗氧化物质，具有多种健康益处。全谷物包括糙米、燕麦、全麦面包、藜麦、荞麦等，所有这些食物在未经过精加工的状态下，保留了其胚芽、胚乳和麸皮，可提供全面的营养支持。

全谷物与精制谷物的最大区别在于其完整的结构。精制谷物如白米、白面等在加工过程中去除了麸皮和胚芽，导致营养成分大量流失，尤其是膳食纤维、B族维生素和矿物质如镁、锌等的流失。相反，全谷物保留了所有营养成分，能够为身体提供更为均衡的营

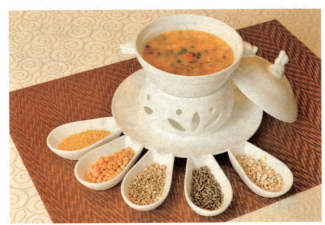

养。膳食纤维是全谷物中的重要组成部分，有助于促进消化、维持肠道健康，并减少便秘的发生风险。

此外，全谷物中的抗氧化物质如多酚和植物化学物质，能够帮助抵御自由基对细胞的损害，减少慢性疾病的发生率。多项研究表明，定期摄入全谷物有助于降低 2 型糖尿病、心血管疾病、某些癌症（如结直肠癌）的风险。全谷物中的镁和钾对维持血压平稳也有积极作用。因此，全谷物不仅是健康饮食的重要组成部分，还具有显著的预防慢性病的功效。

◎如何烹饪能最大化保留营养

烹饪方式对全谷物的营养保留有着至关重要的影响。为了确保全谷物中的营养成分不被过度破坏，选择适当的烹饪方法十分关键。相比于精制谷物，全谷物需要更长的烹饪时间，因此许多人可能会选择

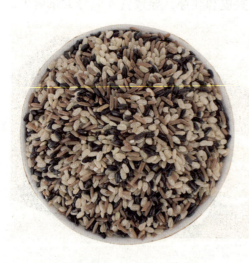

预处理全谷物或选择快速烹饪的品种。通过正确的烹调技术，可以有效减少全谷物营养的流失。

蒸煮是全谷物的理想烹饪方式之一。以五谷杂粮饭或五谷杂粮粥为例，蒸煮的烹调方式能够帮助保留大部分的膳食

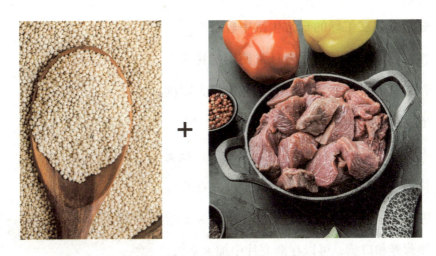

纤维和矿物质，而不会像煮沸过久那样导致维生素和矿物质随水流失。为了进一步提高全谷物的消化率，可以考虑在烹饪之前将其浸泡。这一过程不仅可以缩短烹饪时间，还能激活其中的酶类，促进营养吸收。

慢炖和烤制也是常见的全谷物烹饪方式，特别适合在制作砂锅菜（如砂锅藜麦炖牛肉）或烤谷物食品（如烤玉米）时使用。慢炖能够在较低温度下将全谷物慢慢软化，保持其营养和口感。此外，还可以选择多样化的谷物混合，如将藜麦、荞麦和燕麦一起烹饪，以提升膳食的营养多样性。

在日常烹饪中，避免过度加热或过度加工全谷物，能够帮助保留其丰富的营养成分，并确保其在身体中被有效吸收和利用。

◎快速烹饪全谷物的美味食谱

虽然全谷物通常需要较长时间烹饪，但有许多简单快捷的食谱能够帮助你在忙碌的日常生活中轻松享用全谷物。以下是几种适合日常使用的快速全谷物食谱，既能节省时间，又能最大限度地保留营养。

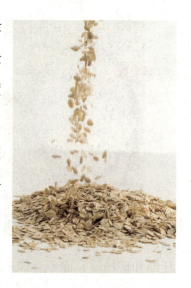

首先是燕麦片的快速烹饪方法。燕麦片是一种常见的全谷物早餐，可以在几分钟内通过煮沸或微波炉烹饪完成。为了增加营养和口感，可以在燕麦片中加入坚果、种子和新鲜水果，如蓝莓、香蕉和杏仁。它们不仅提供了膳食纤维，还能增加蛋白质和健康脂肪的摄入。

其次是全麦卷饼或三明治。选择全麦面包或全麦卷饼作为基础，加入瘦肉、豆类和丰富的蔬菜，如番茄、菠菜和鳄梨。全麦面包中的膳食纤维能够帮助增加饱腹感，而蔬菜则为饮食增添更多的维生素和矿物质。全麦卷饼或三明治是适合带到办公室或学校的健康午餐，简单方便，同时保证营养摄入的全面性。

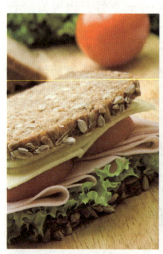
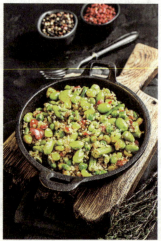

最后，藜麦沙拉是一款烹饪简便、营养丰富的全谷物食谱。藜麦只

需 15 分钟左右的煮熟时间，将煮熟的藜麦与新鲜的蔬菜如黄瓜、樱桃番茄、红椒混合，加入橄榄油、柠檬汁调味，可以作为一份快速的低热量、高营养午餐或晚餐。这款沙拉既能够提供足够的蛋白质和膳食纤维，还具有丰富的抗氧化物质，对健康大有裨益。

　　通过上述简单的全谷物食谱，即使在忙碌的日子里，也能够轻松摄入足量的全谷物，为健康打下坚实的基础。

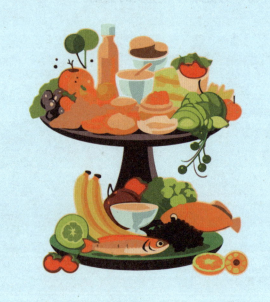